GUÍA PR...
DE PRIMEROS AUXILIOS

DRA. NURIA VIVER

Nuria Viver es licenciada en Medicina y especialista en Medicina Tropical, además de licenciada en Traducción e Interpretación. Ha trabajado en medicina hospitalaria y en atención primaria y pasó varios años en Guatemala con la ONG Médicos sin fronteras. Como autora y traductora de libros sobre temas de salud, posee una amplísima bibliografía.

DR. FRANCISCO MARÍN

Francisco Marín es médico de atención primaria, Máster en Fitoterapia y experto universitario en Nutrición. Ejerce como médico en el Centro de Atención Primaria Disset de Setembre, en Barcelona, y coordina el Grupo de Trabajo de Fitoterapia de la Sociedad Española de Médicos de Atención Primaria (SEMERGEN). Asimismo, colabora habitualmente con la revista *Saber Vivir*, donde escribe sobre los problemas de salud que nos acontecen en el día a día.

GUÍA PRÁCTICA
DE PRIMEROS AUXILIOS

DRA. NURIA VIVER
DR. FRANCISCO MARÍN

GUÍA PRÁCTICA DE PRIMEROS AUXILIOS

VINTAGE ESPAÑOL
Una división de Penguin Random House LLC
Nueva York

PRIMERA EDICIÓN VINTAGE ESPAÑOL, FEBRERO 2020

Copyright © 2019 por Dra. Nuria Viver y Dr. Francisco Marín
Copyright de las ilustraciones © 2019 por Pedro Sierra

Todos los derechos reservados. Publicado en los Estados Unidos de
América por Vintage Español, una división de Penguin Random House
LLC, Nueva York, y distribuido en Canadá por Penguin Random House
Canada Limited, Toronto. Esta edición fue publicada originalmente en
España por RBA Libros, Barcelona, en 2019. Publicado por
acuerdo con RBA Libros, S.A., España.

Vintage es una marca registrada y Vintage Español y su colofón son
marcas de Penguin Random House LLC.

Información de catalogación de publicaciones disponible en la Biblioteca
del Congreso de los Estados Unidos.

Vintage Español ISBN en tapa blanda: 978-0-593-08174-7
eBook ISBN: 978-0-593-08175-4

Para venta exclusiva en EE.UU., Canadá, Puerto Rico y Filipinas.

www.vintageespanol.com

Impreso en los Estados Unidos de América
10 9 8 7 6 5 4 3 2 1

CONTENIDO

3

CONSEJOS ÚTILES   177

ÍNDICE ANALÍTICO   183

1

INTRODUCCIÓN A LOS PRIMEROS AUXILIOS

En ocasiones, y cuando menos se espera, puede producirse un suceso que ponga en riesgo la vida de alguien: un accidente de automóvil, un desmayo, una crisis epiléptica, etc. Y, en numerosas ocasiones, sucede lejos de un hospital y de personas que saben lo que tienen que hacer. Por este motivo es tan importante saber reaccionar en los primeros momentos, para salvar la vida del afectado o garantizar su evolución favorable.

En algunas de esas situaciones quizá resulte difícil actuar de forma correcta, pero si se tienen algunos conocimientos básicos —sobre todo en los casos graves— será más probable acertar con las medidas que deben tomarse y ejecutarlas con la rapidez y la seguridad necesarias antes de que lleguen los servicios médicos.

Por otro lado, los primeros auxilios no siempre se aplican a personas cuya vida corre peligro, o que presentan un problema muy grave que requiere de una actuación rápida; la mayoría de las veces se trata de pequeñas heridas, sangrados nasales leves o moderados, torceduras, dolores de muela o de cabeza, etc. Es decir, son trastornos que no revisten gravedad, pero sí requieren una actuación urgente. Ponerla en práctica puede solucionar el problema sin necesidad de requerir la presencia de los servicios médicos.

Otras veces, los primeros cuidados servirán para preparar al accidentado o al enfermo de manera que pueda ser trasladado a un centro médico en las mejores condiciones posibles para recibir tratamiento.

Ejemplo de esto último es una herida leve pero extensa. Puede requerir una sutura, pero antes deberá desinfectarse adecuadamente para evitar el peligro de infección, y también habrá que intentar que sangre lo menos posible. Y esos cuidados sí se pueden aplicar desde un primer momento.

El ejemplo que acabamos de exponer es una de las muchas situaciones que tienen lugar a diario y que precisan de atención en cuanto ocurren. Y este es, precisamente, el objetivo de este libro: aportar las claves para proporcionar correctamente esa primera asistencia, incluso cuando el problema es tan grave que puede poner en peligro la vida o la integridad física de una persona. No podemos obviar que tan importante como saber actuar es acordarse de lo que no conviene hacer.

Y esos detalles también están recogidos en este manual práctico. Los cuadros, las tablas y los dibujos que se incluyen facilitan la comprensión de las explicaciones y constituyen una fuente rápida de información que se puede consultar en caso de encontrarse ante un problema concreto.

QUÉ HACER ANTE CUALQUIER EMERGENCIA

Hay que mantener la calma, por más urgente que sea el caso. Si la persona que tiene que ayudar actúa de forma precipitada e irreflexiva se pueden causar errores irremediables.

Se debe actuar siguiendo tres pasos y hay que llevarlos a cabo en un orden determinado. Para no equivocarse, basta con recordar el acrónimo PAS, que corresponde a la inicial de cada uno de los pasos (Proteger-Avisar-Socorrer):

- **Proteger.** Allí donde esté el accidentado o el enfermo, lo primero que hay que hacer es aplicar las medidas de protección necesarias para que no se produzca un segundo percance (que pudiera afectarlo a él o a quien lo asiste): si es víctima del fuego, deberá alejarlo del incendio, cerrar los conductos del gas...; si se trata de un accidente de tráfico, deberá avisar a los vehículos que circulan por esa vía para que no se aproximen en exceso y reduzcan la velocidad, iluminando con las luces del propio automóvil el lugar del suceso, haciendo uso de los triángulos reglamentarios, etc.

  Si se sospecha que la persona pueda tener una enfermedad contagiosa (hepatitis B, sida, etc.) y hay presencia de sangre u otros fluidos corporales, conviene tomar precauciones como lavarse muy bien las manos antes y después de auxiliarlo, usar guantes si es posible, y que la persona que lo está ayudando se cubra cualquier herida que tenga.

- **Avisar** a los servicios de emergencias (911). Mientras esperamos que acudan los equipos médicos, se puede hacer una valoración del estado de la persona enferma o accidentada con el fin de aportar, mediante una llamada telefónica o más tarde, cuando el personal de emergencias ya haya llegado, la información y todos los detalles disponibles que se consideren significativos. Para ello, hay que observar las funciones vitales: si está consciente, si respira y tiene pulso..., e intentar averiguar otros datos que sean de utilidad (si ha sentido un dolor opresivo en el pecho antes de desvanecerse; si se ha desmayado repentinamente; si lleva medallas o brazaletes que indiquen que tiene una enfermedad crónica como diabetes, epilepsia, etc.).

- **Socorrer,** pero solo si los conocimientos del que presta la ayuda son suficientes para actuar, estando seguro de que no se agravará la situación del enfermo o accidentado. Sería ahora el momento de realizar una opresión para que una herida profunda no sangre; efectuar un masaje cardíaco, etc.

BOTIQUINES

El contenido de un botiquín varía en función de las necesidades de cada persona y familia, pero hay una serie de elementos que siempre deberían estar presentes.

Se pueden organizar diferentes tipos de botiquines, por lo que —además del que se guarde en el hogar— conviene disponer de otros más modestos y específicos para determinados casos concretos, según las actividades que desarrolle la familia o quienes comparten la vivienda.

Si hay niños, lo ideal es disponer de un botiquín infantil, con los medicamentos específicos y preparados con la dosificación adecuada para ellos. El automóvil es otro de los lugares donde no debería faltar este complemento. En todos los casos es sumamente importante renovar su contenido y sustituir los fármacos caducados de manera regular (cada 4 o 6 meses).

EL BOTIQUÍN DEL HOGAR

Debe contener una serie de elementos básicos y, por supuesto, los específicos que necesita cada persona, según sus enfermedades crónicas o los trastornos que padezca.

Tan importante como tenerlo preparado es asignarle un lugar adecuado en el hogar:

- La primera regla es que se encuentre fuera del alcance de los más pequeños.
- No debe situarse en un lugar demasiado seco (donde incida directamente el sol) ni muy húmedo. La cocina o el cuarto de baño, por tanto, no son los lugares adecuados.
- Es fundamental que esté protegido de la luz. Es decir, que el contenedor donde se guarde sea hermético y opaco. En el mercado existen modelos específicos, en forma de caja, maletín o armario pequeño, pero puede ser útil una caja que cierre bien.
- Es mejor no cerrarlo con llave, ya que eso dificultaría el acceso en caso de urgencia.

Otros detalles que hay que tener en cuenta son:

- Debe hacerse un uso correcto de los fármacos disponibles en el hogar. Los analgésicos y antiinflamatorios pueden tener efectos secundarios graves si se mezclan con otros medicamentos e incluso con determinados alimentos y bebidas. No conviene ingerirlos sin consultar antes con el médico. También conviene recordar que, a partir de los sesenta y cinco años, han de extremarse las precauciones si existen factores de riesgo cardiovascular. Los antiinflamatorios, por ejemplo, pueden elevar la presión arterial en ese grupo de edad y descompensar la función cardíaca o renal.
- Guárdelos siempre en su envase y con el prospecto correspondiente para poder consultarlo en caso de duda.
- No conserve tratamientos sin acabar, sobre todo de antibióticos, puesto que eso puede facilitar una posterior, e inadecuada, automedicación.
- Es conveniente tener a mano los teléfonos de emergencias: bomberos, ambulancias, centro de atención primaria, hospital, etc., que pueden pegarse en la tapa de la

GUÍA PRÁCTICA DE PRIMEROS AUXILIOS

caja o la puerta del armario botiquín. Actualmente se están centralizando todos estos servicios en el número de teléfono 911, vigente en todo Estados Unidos.

- Guarde junto al botiquín este manual de primeros auxilios para que le sirva de ayuda en caso de que tenga que administrar primera asistencia.

Hay que constatar que muchas emergencias médicas se producen a consecuencia de una ingesta inadecuada de medicamentos. Debemos evitar tomar medicamentos sin atender a la prescripción médica y a la lectura de los prospectos, y procurar conocer los símbolos que se incluyen en sus envoltorios. En el caso de haber ingerido más medicación de la prescrita es conveniente ponerse en contacto con el centro Poison Control. Su teléfono es el 1-800-222-1222 y está disponible todos los días de la semana, 24 horas al día.

Una buena guía para crear un botiquín básico para nuestra casa es:

ELEMENTOS INDISPENSABLES EN EL BOTIQUÍN DEL HOGAR	
• Esparadrapo • Gasas esterilizadas • Gasas parafinadas (útiles en quemaduras con pérdida de capas superficiales de la piel) • Guantes de látex • Jeringa desechable • Pinzas y tijeras • Termómetro • Curitas • Venda de gasa	• Carbón activado (activated charcoal) • Analgésico-antitérmico (aspirina —nunca para niños— o paracetamol) • Antiácido de actuación puntual • Antiinflamatorio (ibuprofeno). En personas mayores con enfermedades crónicas, sustituirlo por paracetamol. • Antiséptico (povidona yodada, agua oxigenada, alcohol de 90º) • Sales de rehidratación oral • Suero salino fisiológico • Pomada para las quemaduras que son leves

BOTIQUÍN DE VIAJE

El contenido del botiquín de viaje dependerá en gran medida del tipo de viaje que se tenga previsto realizar (por ciudad, en zonas rurales o a países tropicales).

Para su preparación, pueden ser útiles los siguientes consejos:

- Pensar en los problemas que pueden surgir según el tipo de viaje. En función de ellos, se recomienda hacer una lista con los elementos que deben incluirse en el botiquín (curitas, gasas, desinfectantes para lesiones en los pies causadas por caminatas, etc.).
- No olvidar los medicamentos precisos en caso de enfermedades crónicas (antihipertensivos, antidiabéticos, etc.).
- Analgésicos, laxantes o valeriana pueden ser aún más útiles fuera de casa, pero sabiendo cómo actúan y cuándo son eficaces (el médico de atención primaria puede proporcionar más información). Respecto a los laxantes, no se deberían utilizar muchos días seguidos, ya que suelen tener efecto rebote. En caso de estreñimiento, siempre es mejor opción tratar de aumentar el consumo de agua y fibra. Y en cuanto a la valeriana, en las dosis adecuadas, es más segura que los tranquilizantes químicos y es muy efectiva.
- Incluir medicamentos contra el mareo, sobre todo si se va a realizar un viaje en barco o por carreteras con curvas. Los comprimidos de jengibre son la versión natural de este tipo de medicinas, y tienen un efecto parecido, el cuerpo los tolera mejor y son más seguros.
- Poner los medicamentos en un estuche que cierre bien, lo más pequeño posible, o utilizar una bolsa de plástico con cierre hermético del tamaño adecuado, mejor si es opaca y no deja pasar la luz.
- Guardar el botiquín en un lugar de fácil acceso, aunque protegido del calor. Si se viaja en avión, hay que llevar-

lo en el equipaje de mano (excepto tijeras y otros elementos cortantes), en envases pequeños que se admitan en cabina. Conviene llevar un informe médico en el que se especifiquen los medicamentos pautados.

- Si se prescinde de las cajas por cuestión de espacio, los medicamentos deben etiquetarse correctamente (con nombre, utilidad y fecha de caducidad) y acompañarlos de su prospecto.

En caso de tener previsto ir a un país tropical, es recomendable acudir meses antes del viaje a un servicio médico especializado en medicina tropical, para recibir indicaciones sobre las vacunas y los medicamentos que hay que tomar como prevención, en especial contra la malaria.

BOTIQUÍN DE VIAJE	
<ul><li>Esparadrapo</li><li>Gasas esterilizadas</li><li>Gasas parafinadas</li><li>Protector solar y crema hidratante</li><li>Pinzas y tijeras pequeñas</li><li>Termómetro</li><li>Curitas</li><li>Vendas elásticas</li></ul>	<ul><li>Biodramina o comprimidos de jengibre para el mareo</li><li>Gotas antibióticas para ojos (usar solo tras consulta médica)</li><li>Analgésico-antitérmico (aspirina —nunca para niños— o paracetamol)</li><li>Antiácido de acción rápida y corta</li><li>Antidiarreico (nunca usarlo ante una gastroenteritis bacteriana)</li><li>Antihistamínico</li><li>Antiséptico (povidona yodada)</li></ul>

BOTIQUÍN DE VIAJE A ZONAS TROPICALES	
• Esparadrapo • Gasas esterilizadas • Jabón líquido antiséptico • Protector solar y crema hidratante • Pinzas y tijeras pequeñas • Repelente de insectos • Termómetro • Curitas • Vendas elásticas • Gotas antibióticas para ojos (usar solo tras la pertinente consulta médica) • Pastillas para la potabilización del agua	• Antiinflamatorio (ibuprofeno) • Antiácido de acción rápida y corta • Antidiarreico (nunca usarlo ante una gastroenteritis bacteriana) • Antihistamínico • Antiséptico (povidona yodada) • Profilaxis contra la malaria, si procede (consultar con el médico) • Suero de rehidratación oral • Analgésico-antitérmico (aspirina —nunca para niños— o paracetamol) • Antibiótico para diarrea persistente, infección respiratoria o urinaria (ciprofloxacino). Usar solo tras la pertinente consulta médica.

BOTIQUÍN PARA EXCURSIONES

En este caso, el botiquín deberá prever sobre todo material para lesiones, heridas, picaduras de insectos y problemas debidos a la exposición al sol. Es conveniente añadir un analgésico para aliviar el dolor en caso de caída, sin obviar los medicamentos que cada uno esté tomando. Aunque llevar agujas y jeringas desechables así como cremas con corticoides también puede resultar útil, los elementos detallados a continuación siempre deben incluirse en el botiquín para excursiones.

BOTIQUÍN DE EXCURSIONES	
• Esparadrapo y gasas • Jabón líquido antiséptico • Protector solar y crema hidratante • Pinzas y tijeras pequeñas • Repelente de insectos • Curitas y vendas	• Analgésico-antitérmico (aspirina —nunca para niños— o paracetamol) • Antihistamínico • Antiinflamatorio (ibuprofeno. No se administrará a personas mayores de sesenta y cinco años o con antecedentes de problemas cardíacos, renales o úlcera gastroduodenal) • Antiséptico (povidona yodada)

BOTIQUÍN INFANTIL

Los hogares en los que hay niños deben añadir una serie de elementos específicos para ellos al botiquín general. Conviene tener en cuenta los siguientes aspectos:

- Separar sus medicamentos de aquellos otros que utilicen, en dosis más elevadas, los adultos; colocarlos en una caja aparte debidamente etiquetada.
- Añadir suero fisiológico en envases de plástico para lavados nasales en caso de catarro, muy frecuente en niños.
- Incluir analgésicos (paracetamol) en dosis pediátricas según la edad del pequeño.
- Adaptar el material para curas de pequeñas heridas (curitas, etc.).

QUÉ HAY QUE HACER CON LOS MEDICAMENTOS CADUCADOS

Nunca hay que conservar un medicamento caducado porque, o bien ha perdido gran parte de su eficacia, o bien puede resultar tóxico.

Nunca hay que tirarlo a la basura ni al inodoro y, por supuesto, tampoco quemarlo porque desprendería sustancias tóxicas.

Lo más adecuado es llevarlo a la farmacia, donde se encuentran unos contenedores para desechar medicamentos. En concreto, conviene depositar en esos contenedores:

- Los medicamentos caducados
- Los que ya no se usan (en ambos casos, con sus correspondientes envoltorios)
- Los envases (también los vacíos) que han estado en contacto con el medicamento
- Jeringuillas (siempre que no lleven aguja)

Lo que no se debe depositar en ellos:

- Agujas
- Termómetros de mercurio
- Gasas con restos biológicos
- Radiografías

Estos materiales deben depositarse en contenedores especiales presentes en hospitales, clínicas, farmacias, etc. Ante cualquier duda, debemos dirigirnos a nuestro ayuntamiento, donde nos informarán.

2

BIBLIOTECA DE PRIMEROS AUXILIOS

AHOGO (DISNEA)

El afectado no puede respirar o no consigue hacerlo de la manera adecuada, y la piel y las mucosas van tomando una coloración azulada. Puede deberse a atragantamiento (ver página 31), inmersión en el agua (ver página 37), ansiedad o ciertas enfermedades graves, como el asma.

Qué debemos hacer

- Comprobar que no se ha atragantado (ver página 31). Los adultos suelen llevarse las manos a la garganta, pero para cerciorarse se pueden examinar las vías respiratorias (a través de la boca) e intentar detectar el trozo de comida u objeto. Si esta es la causa, valorar la necesidad de realizar la maniobra de Heimlich (ver página 32).
- Si no es un atragantamiento, avisar sin perder tiempo a emergencias si el afectado tiene coloración azulada de la piel y las mucosas; si al toser aparece sangre abundante, está confuso o pierde la conciencia.

- Desabrocharle cualquier prenda que le pueda apretar.
- Colocarlo en posición sentada o semiacostada (según se encuentre más cómodo), con los hombros echados hacia atrás (para abrir el tórax) y las manos apoyadas en algún lugar (una mesa).
- Hablarle suave y lentamente para que recobre la calma.
- Si deja de respirar, iniciar las maniobras de reanimación cardiorrespiratoria (CPR) (ver página 142).

Qué debemos hacer si es asmático

- Buscar en sus bolsillos o en su bolso el inhalador y ayudarlo a aplicárselo correctamente. Es posible que los nervios le impidan hacerlo bien, por eso conviene darle instrucciones: primero hay que destapar el aerosol, pedirle que saque el aire de los pulmones; introducir el inhalador en la boca y apretar el dosificador; en ese momento debe hacer una inspiración profunda y mantener la inspiración unos 5 segundos. Repetir el proceso una vez más.
- Cuando existe la certeza de que se trata de una crisis asmática pero no se dispone de inhalador, se le puede dar una ducha caliente para que, al inhalar el vapor, la musculatura se relaje y le sea más fácil respirar.

Qué no debemos hacer

- Tumbar al enfermo. Es mejor mantenerlo sentado con las piernas hacia abajo.
- Darle algo de comer o de beber.

Para poder realizar una asistencia completa y más acertada o para informar adecuadamente a los servicios médicos cuando lo asistan, es interesante averiguar si la dolencia que provoca el ahogo es de tipo respiratorio o tiene un origen cardíaco. Para ello puede ayudarnos la siguiente información:

¿FALLAN LOS PULMONES O EL CORAZÓN?	
Síntomas	Origen
El ahogo no empeora al tumbarse y se acompaña de signos respiratorios (tos, silbidos o pitidos en el pecho, a veces fiebre, expectoración, dolor torácico lateral al respirar).	Enfermedad pulmonar (asma, embolia pulmonar, derrame pleural, EPOC-enfermedad pulmonar obstructiva crónica, neumonía, neumotórax, tuberculosis pulmonar)
Empeora en posición tumbada y puede haber dolor opresivo en el pecho, tos con expectoración rosada (en el edema agudo de pulmón). A veces, también hay silbidos y respiración alargada y se trataría entonces de una descompensación grave.	Enfermedad cardíaca (edema agudo de pulmón, insuficiencia cardíaca, taponamiento cardíaco o pericárdico)

ALUCINACIONES

En caso de que se produzcan, la persona ve (alucinación visual), oye (alucinación auditiva), huele (alucinación olfativa) o siente (alucinación somática) cosas que no existen. A veces, se da perfecta cuenta de que nada de eso es normal, pero generalmente cree que es real.

Qué debemos hacer

Puesto que las alucinaciones suelen acompañarse de ansiedad, conviene actuar con cautela:

- Si el afectado vive la situación con nerviosismo o violencia, hay que llevarlo de inmediato al servicio de urgencias. Se lo puede convencer diciéndole que allí lo ayudarán a sentirse mejor. En este caso, la «P» de proteger (vigilar que no nos lastime o pueda provocarse heridas) ha de prevalecer sobre el resto del algoritmo.
- Si el afectado no vive la situación con nerviosismo, igualmente se recomienda llevarlo a un centro de salud para asegurarse de que todo está bien.
- Si se encuentra en un espacio con muchos estímulos (luces intensas, ruidos fuertes), hay que llevarlo a otro lugar más tranquilo.
- Tanto si es necesario consultar con el médico de forma inmediata como si se acude a la consulta más tarde, mientras dura la alucinación conviene reducir su nivel de ansiedad. Para ello, se recomienda seguir estas pautas:

    ✓ Preguntarle qué ve o siente.
    ✓ Hablarle con un tono tranquilo y pausado para que perciba seguridad.

✓ Responder a sus preguntas, si las hiciera, de forma clara y segura, sin titubeos.

✓ Las frases deben ser sencillas y cortas.

✓ Intentar tranquilizarlo y marcarle la diferencia entre su realidad y la de los demás, para que sienta que quien lo escucha le cree pero no está sintiendo lo mismo.

✓ Distraerlo. Se le puede pedir, por ejemplo, que diga cómo se llama el familiar o amigo que lo atiende o que describa con detalle un objeto. Al desviar la atención, en ocasiones, la alucinación adquiere menor relevancia.

✓ Preguntarle si ha ingerido algún medicamento. Algunos fármacos, tomados en gran cantidad, producen alucinaciones. Si ha ocurrido, informar a los servicios médicos que lo atiendan.

Qué no debemos hacer

- Tratar de convencerlo de que está equivocado, porque puede aumentar su ansiedad.
- Seguirle la corriente, porque, si es consciente de que su percepción no es real, perderá la confianza en la persona que intenta ayudarlo.
- Hacerlo sentir «acorralado», ya sea con lo que decimos (gritos, hablar en voz alta, amenazas, intimidación, etc.), con la manera de gesticular (movimientos rápidos de los brazos, de las manos, de la cabeza) o con nuestros actos (acercarse demasiado a él, impedir que se pueda mover, etc.).
- Administrarle medicamentos.

TIPO	SÍNTOMAS
Alucinaciones auditivas	Percepción de ruidos simples (silbidos, truenos, cañonazos, etc.) o complejos (palabras, música, etc.). A veces, se trata de órdenes imperativas, como «tírate por la ventana». Son típicas de la esquizofrenia y de los cuadros psicóticos.
Alucinaciones visuales	Percepción de imágenes simples, como un color que ocupa todo el campo visual o centelleos de color; o con diferentes grados de complejidad, como objetos, paisajes, animales, personas o escenas (paredes que caen, suelo que se abre, etc.). Pueden combinarse con las auditivas. Es posible que aparezcan en cuadros depresivos o durante duelos, no necesariamente patológicos. Son típicas del síndrome de abstinencia alcohólica las alucinaciones visuales en forma de pequeños insectos que recorren el cuerpo o las paredes cercanas.
Alucinaciones olfativas o gustativas	Percepción de malos olores o sabores, aunque puede tratarse de olores agradables. El enfermo puede interpretar que alguien le está envenenando la comida o el aire que respira.
Alucinaciones táctiles	Percepción de una sensación simple de contacto o de sensaciones más complejas, como un dedo que escribe palabras en la piel. También puede producirse la sensación de tocar un objeto que no existe. Es importante diferenciarlas de las parestesias u hormigueos, que son aquellos casos en los que el paciente es consciente de no ser tocado y, sin embargo, nota como si así fuera.
Alucinaciones de la imagen corporal	Percepción alterada del propio cuerpo: tamaño (cuerpo como una hormiga, cabeza muy grande o pequeña, etc.), material (cuerpo de cristal, etc.), elementos extraños en su interior (animales dentro de la cabeza, etc.), número de miembros (5 manos, 3 piernas, etc.), órganos que cambian de sitio, sensación de volar, etc.

ASFIXIA POR CUERPO EXTRAÑO

La obstrucción de la vía aérea por un cuerpo extraño es una situación grave, potencialmente mortal, que suele producirse por atragantamiento durante la comida, aunque también pueden darse en otras situaciones y tratarse de otros objetos, como las prótesis dentales y, en el caso de los niños pequeños, juguetes o chupetes con fragmentos desmontables.

SÍNTOMAS	QUÉ DEBEMOS HACER
Ataque intenso de tos	El ataque intenso de tos se considera una obstrucción parcial y, por tanto, no es una situación grave. En este caso: • No es preciso actuar. • La tos generalmente será capaz de eliminar el cuerpo extraño.
• Imposibilidad de hablar, respirar o toser • Agitación importante • Gestos exagerados para intentar explicar lo que le ocurre. • Sudoración • Rostro congestionado • Pérdida de conocimiento en unos minutos	Al ser todos ellos síntomas de obstrucciones totales, se consideran situaciones graves, por lo que: • Hay que actuar rápidamente. • Realizar la maniobra de Heimlich; una serie de compresiones bruscas en la parte superior del abdomen que desplazan el diafragma hacia arriba, lo que obliga al aire que queda en los pulmones a salir bruscamente e impulsa el cuerpo extraño hacia arriba.

LA MANIOBRA DE HEIMLICH

Qué debemos hacer

Qué debemos hacer si la persona está consciente y de pie

- La maniobra se efectuará de igual manera en el caso de adultos o de niños de más de un año.
- Nos colocaremos detrás rodeándole la cintura con los brazos.
- Colocar un puño cerrado con el dedo pulgar en el interior sobre la zona del estómago, entre el ombligo y la punta inferior del esternón, de modo que el pulgar quede en contacto con el abdomen (mano de lado).
- Coger el puño con la otra mano.
- Presionar con fuerza y de forma brusca hacia dentro y hacia arriba, en dirección al tórax.
- Aflojar la presión sin quitar las manos del abdomen.
- Repetir la operación muchas veces, hasta que el afectado expulse el cuerpo extraño.
- Si quien sufre el ahogo es una mujer embarazada, no deben realizarse compresiones sobre el abdomen; en este caso, se actúa de la misma manera, pero colocando el puño cerrado en un punto superior, sobre el final del esternón.
- Con pacientes muy obesos también puede haber problemas, porque a menudo no es posible rodearlos desde atrás con los brazos. En este caso, se actúa como en el paciente inconsciente, es decir, se lo tiende en el suelo y se le realizan las compresiones en esta posición.
- Otra forma de actuar cuando persona es obesa o no se sostiene bien de pie es colocarla sobre una mesa con el tronco colgando y darle unos golpes con la mano cerra-

da en la espalda, entre los omóplatos. Esta posición evita que, una vez que ha salido, el cuerpo extraño vuelva a penetrar en los pulmones.

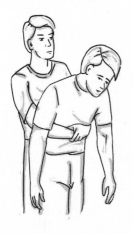 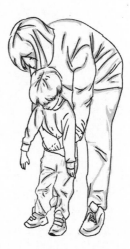

Qué debemos hacer si la persona está inconsciente

- En ese caso debemos evitar la manipulación anterior y llamar rápidamente a los servicios de emergencias.
- Mientras acuden, tenderlo en el suelo boca arriba.
- Colocarse de rodillas a horcajadas sobre las piernas.
- Situar una mano entre el ombligo y el esternón.
- Poner la otra mano sobre la primera.
- Presionar con fuerza y de forma brusca hacia dentro y hacia arriba, ejerciendo presión en dirección a los pulmones, de seis a ocho veces seguidas.
- Inspeccionar la boca de la persona inconsciente para ver si ha expulsado el cuerpo extraño.
- En caso negativo, repetir la operación.

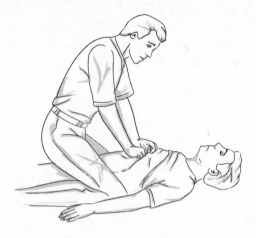

- Si el cuerpo extraño no sale, mientras se espera a que lleguen los servicios de urgencias, puede intentarse hacer la respiración boca a boca (ver página 146), aunque el objeto que obstruye las vías puede impedir que entre el aire en los pulmones del accidentado, alternada con las maniobras de intento de expulsión del cuerpo extraño.
- Si el afectado expulsa el cuerpo extraño pero después permanece inconsciente, conviene colocarlo en la posición lateral de seguridad (ver página 41) y vigilar si vomita, ya que en ese caso podría aspirar el vómito.

Qué debemos hacer si estamos solos

- En el caso de que nadie nos pueda auxiliar, conviene aplicarse uno mismo la maniobra de Heimlich para expulsar el objeto.
- Busque una silla y sitúese detrás. Apoye su abdomen en el respaldo para que la barra superior quede a la altura del ombligo. Presione hacia abajo con cierta fuerza para comprimir el tórax con el peso del propio cuerpo. Con-

viene repetir la maniobra varias veces para conseguir que, en alguno de esos movimientos, la presión facilite la salida del objeto.

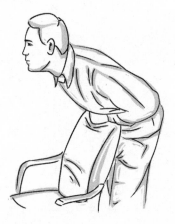

Qué debemos hacer en niños

- Si el pequeño es mayor de un año, se actúa como se ha descrito en el caso del adulto (ver ilustración derecha de la página 33).
- En caso de que el niño sea menor de un año, se coloca sobre las rodillas o sobre el antebrazo, con la cabeza hacia delante y hacia abajo, y se le dan cinco palmadas enérgicas en la espalda, entre los omóplatos; se le da la vuelta y se efectúan cinco compresiones del tórax de abajo a arriba, tal como muestran las dos ilustraciones de la página siguiente.
- Si no se elimina la obstrucción, hay que combinar estas maniobras con la respiración boca a boca (ver página 146).
- Si el pequeño queda inconsciente, hay que situarlo en una superficie que sea dura y plana y realizar la reanimación cardiopulmonar (CPR) (ver página 142).

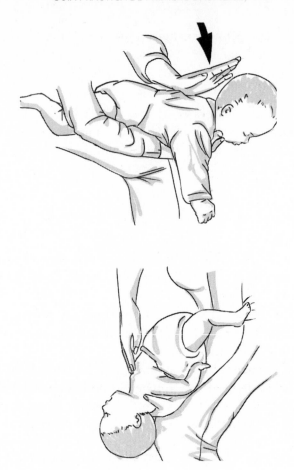

Qué no debemos hacer

- Golpear la espalda, en caso de obstrucción parcial, porque el objeto podría penetrar más profundamente y empeorar la situación.
- Realizar la maniobra de Heimlich para adultos en niños menores de un año (ver cuál es la maniobra que debemos realizar en la página anterior).

ASFIXIA POR INMERSIÓN

Suele ocurrir en el mar, en un río, en un lago o en una piscina, pero puede suceder al dormirse en la bañera (quizá tras tomar una cantidad considerable de alcohol). Cuando el agua entra de forma abundante en los pulmones, impide que penetre el aire y que se produzca el intercambio de gases (oxígeno y dióxido de carbono) necesario para la vida.

Qué debemos hacer

- Avisar a los servicios de emergencias.
- Si no hay peligros añadidos, hay que sacar al accidentado del agua cuanto antes para que pueda ser atendido debidamente.
- Si no respira y las condiciones del rescate lo permiten, debe iniciarse la respiración boca a boca (ver página 146), incluso en el agua.
- Si se encuentra boca abajo y se ha lanzado al agua desde cierta altura, conviene colocarse por debajo de él, cogerlo y —si es posible con ayuda de otras personas— darle la vuelta de modo que no se mueva ni la cabeza ni el cuello ni las piernas, por si sufriera una lesión medular. Si se puede, sacarlo del agua sobre una superficie grande y rígida.
- Una vez que el afectado se encuentra fuera del agua, se examina rápidamente el pulso y la respiración, y se inician las maniobras de reanimación pertinentes:

SITUACIÓN	ACTUACIÓN
No respira	Respiración boca a boca (ver página 146). Después de haber hecho 30 presiones torácicas (secuencia de 30:2), la reanimación comienza con cinco insuflaciones antes de pasar a la secuencia de dos insuflaciones.

- Debe verlo siempre un médico, aunque no haya dejado de respirar ni perdido la conciencia, porque el agua que ha penetrado en los pulmones puede dar lugar a otro tipo de problemas más adelante, especialmente si se trata de agua salada.

Qué no debemos hacer

- Intentar sacar el agua que ha entrado en las vías respiratorias y en los pulmones. Estas maniobras suelen ser ineficaces, y se corre el riesgo de provocar la salida de material del estómago, que puede ir hacia los pulmones y complicar todavía más las cosas.
- Abandonar la reanimación a pesar de que el accidentado parezca estar «frío». El ahogamiento provoca hipotermia, pero en muchos casos la persona se reanima. Precisamente, si su temperatura es muy baja, el intento de reanimación debe durar más de 30 minutos, aunque se trate de un niño. La propia hipotermia hace que el metabolismo se ralentice, es decir, que necesite menos sangre y menos oxígeno, por lo que la persona será, por así decirlo, más reanimable que a temperatura ambiente o en circunstancias de calor externo.

BORRACHERA O INTOXICACIÓN ETÍLICA AGUDA

Cuando la ingesta de alcohol es excesiva, este actúa como un veneno que intoxica el organismo. Esa intoxicación puede ser de diferentes grados de intensidad, pero algunas veces provoca tal desestabilización orgánica que ocasiona la muerte o desequilibrios orgánicos como los que se detallan a continuación. En estos casos debe recibirse asistencia médica con rapidez:

SI APARECEN ESTOS SÍNTOMAS	SUFRE
Trastornos de la marcha y de la coordinación, agresividad, enlentecimiento del habla, sensación de euforia o de tristeza, dificultad para elaborar procesos mentales.	Intoxicación moderada
Incapacidad para andar sin ayuda, comportamiento irresponsable, alteración del juicio y de la percepción, confusión, vómitos, escalofríos y riesgo de coma.	Intoxicación grave 2-3 g/l
Disminución importante de la comprensión, la percepción y la sensibilidad, respiración lenta, somnolencia, color azulado de la piel, coma.	Intoxicación muy grave 4 g/l
Coma profundo acompañado de riesgo de fallo respiratorio, paro cardiorrespiratorio y muerte.	Intoxicación letal 5 g/l

Qué debemos hacer

Si está consciente

- Hay que evitar que siga bebiendo y apartarlo del resto de las personas (para eludir enfrentamientos o peleas).

- Darle líquidos sin alcohol, preferentemente con azúcar, pero solo si la borrachera es puntual (y consciente), ya que, si se trata de una persona con alcoholismo crónico la glucosa podría provocarle un daño neuronal conocido como encefalopatía de Wernicke.
- Cubrirlo con una manta o chaqueta para evitar que pierda calor (hipotermia) debido a la dilatación de los vasos sanguíneos.
- Hay que evitar que pierda la consciencia o que se duerma (llamándolo por su nombre, dándole pellizcos en las mejillas o en el cuello o pequeños cachetazos —esto último solo si no hay posibilidad de que exista fractura maxilofacial por caída debida a la borrachera—).
- Si la persona está muy afectada y sufre una disminución importante de la comprensión oral (no entiende lo que se le dice) o se sospecha que ha mezclado el alcohol con otras drogas, hay que llevarlo a un servicio médico para evitar un posible coma etílico.
- Impedir que pueda ahogarse con su propio vómito. Para ello, conviene sentarlo, colocarlo tumbado sobre un lado (posición lateral de seguridad, ver página 41) o levantarlo.

Si está inconsciente

- Avisar a los servicios médicos.
- Comprobar que tiene pulso y que respira. Si efectivamente respira, ponerlo en posición lateral de seguridad siguiendo los pasos que se detallan en el recuadro y en los dibujos de la página siguiente, y esperar a los servicios de urgencias, que habremos llamado antes de proceder a la manipulación.
- Si no respira, iniciar las maniobras de reanimación cardiorrespiratoria (CPR) (ver página 142).

POSICIÓN LATERAL DE SEGURIDAD

Poner a la persona de lado, con el brazo que está en contacto con el suelo debajo de la cabeza y la pierna superior doblada hacia arriba.

La boca debe quedar orientada hacia el suelo. Esta posición lateral se emplea para evitar que una persona confusa o inconsciente, pero con las constantes vitales conservadas (respiración y pulso), pueda aspirar material de origen digestivo si vomita, lo que añadiría un problema más a su situación.

Para colocar a un enfermo o accidentado en esta posición, es necesario estar seguro de que no presenta ninguna posibilidad de padecer una lesión en la columna vertebral; en general, no debe moverse a una persona que ha tenido un accidente.

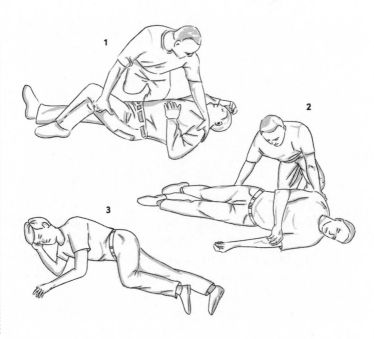

Qué debemos hacer si es un niño

- Si se sospecha que ha bebido una cantidad de alcohol capaz de provocar consecuencias serias, llevarlo inmediatamente al servicio de urgencias.
- Durante el traslado (o mientras se espera la asistencia médica), debe mantenerse cubierto con una manta y en la posición lateral de seguridad (ver página 41), para que no se ahogue si vomita.
- Si pierde la consciencia y no respira, realizar las maniobras de reanimación (CPR) (ver página 142).

Qué no debemos hacer

- Inducirle el vómito, porque podría aspirar el contenido gástrico y ahogarse.
- Darle medicamentos.
- Administrarle café (sobre todo si es con sal) ni ningún otro remedio casero.
- Alterarlo chillándole o zarandeándolo.

CONGELAMIENTO

Si alguien se expone durante un tiempo prolongado a un frío intenso (temperaturas inferiores a 32 °F), su organismo reacciona contrayendo los vasos sanguíneos para que la sangre se dirija hacia los órganos principales (en la zona central del cuerpo) y mantenga el calor de los mismos. Esto tiene un efecto inmediato: los tejidos más alejados se ven privados de oxígeno y de nutrientes y se dañan. Por lo tanto, las zonas que se congelan con mayor rapidez son los dedos de las manos y los pies, la nariz y las orejas (denominadas «zonas acras»).

CÓMO SABER QUÉ SUCEDE		
Síntomas	Sufre	Consecuencias
La piel de la zona afectada está fría, pálida. La persona siente dolor, hormigueo, pinchazos y rigidez de miembros.	Congelamiento de primer grado	Además de dolor, pueden aparecer sabañones debido a la mala circulación.
Hay inflamación y, muchas veces, dolorosas ampollas de color oscuro.	Congelamiento de segundo grado	Necesita tratamiento porque, de lo contrario, pueden quedar afectados los tejidos vascular y nervioso.
La inflamación aumenta; la piel está agrietada y se desprende en algunas zonas; aparecen costras oscuras; no hay sensación de dolor.	Congelamiento de tercer grado	No se siente dolor porque el tejido nervioso ya está dañado, pero quizás haya congelamiento de segundo grado en otras zonas donde sí se perciba dolor. Puede ser necesaria la amputación.

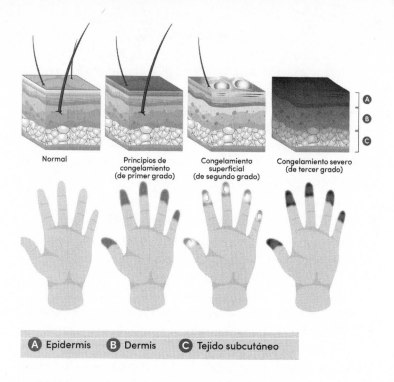

Normal | Principios de congelamiento (de primer grado) | Congelamiento superficial (de segundo grado) | Congelamiento severo (de tercer grado)

A Epidermis   **B** Dermis   **C** Tejido subcutáneo

Qué debemos hacer

En todos los casos

- Acudir de inmediato a un centro médico si se prevé que se tardará menos de dos horas en llegar. Si no es así, avisar a los servicios de emergencias.
- Llevar al afectado a una habitación cerrada y caliente (mientras se espera la ayuda especializada en el caso de haberla requerido), quitarle la ropa mojada y la que le comprima los miembros afectados y taparlo bien con ropa cálida.
- Conviene que el afectado introduzca las manos en los bolsillos o en las axilas para obtener algo de calor.

- Quitarle todos los objetos metálicos que lleve encima, puesto que «roban calor» al organismo.
- Si está consciente, darle bebidas tibias y azucaradas que no contengan alcohol.
- El aumento de la temperatura corporal ha de realizarse progresivamente, nunca de golpe.

Si el congelamiento es de primer grado (y no han pasado más de 3 horas desde que tuvo lugar)

En este caso, se debe sumergir la zona afectada en agua templada durante una media hora o simplemente dejar que se caliente por el calor de la habitación, poco a poco. Se puede añadir un antiséptico al agua templada.

En caso de congelamiento de segundo o tercer grado (y solo si hay gran riesgo de infección)

Lo que se debe hacer es cubrir la zona con gasas secas; a continuación, aplicar un antiséptico con mucha cautela, sin frotar ni reventar las ampollas.

- Mantener el miembro afectado en reposo y elevado para que disminuya la hinchazón o edema.

Qué no debemos hacer

- Frotar la zona afectada para evitar daños mayores.
- Aplicar hielo (tampoco para dar friegas) o una fuente de calor directa (estufa, manta térmica, etc.).
- Sumergir en agua las zonas que presenten congelamiento de segundo o tercer grado, pues provocaría un intenso dolor.

- Reventar las ampollas. Se trata de un tejido desvitalizado («muerto»), pero lo protegerá del exterior hasta que sea trasladado a un hospital y curado adecuadamente.
- Vendar juntas dos zonas congeladas (por ejemplo, dos dedos), porque de esta manera se favorece la aparición de adherencias entre dichos miembros.
- Si los dedos de los pies están afectados, es preferible que el afectado no camine y que espere a los servicios de emergencias.
- Subestimar la situación. Sea cual sea su estado y el resultado de la primera asistencia que se le haya dado, una persona que ha sufrido congelamiento debe ser trasladada a un centro médico para someterse a un examen completo.

CONTUSIÓN

Las contusiones son lesiones producidas por un fuerte golpe en las que se produce algún grado de hemorragia interna, porque se lesionan los tejidos que se encuentran debajo de la piel. Veamos cómo reconocerlas:

CÓMO RECONOCER UNA CONTUSIÓN Y ACTUAR CORRECTAMENTE	
Tipo de lesión	Qué debemos hacer
Contusión de primer grado, poco importante (moretón o cardenal); se rompen pequeños vasos sanguíneos y capilares.	• Presión moderada para no dañar nervios, músculos o vasos sanguíneos durante 1 o 2 minutos, después del impacto. Detendrá el sangrado interno y reducirá la extensión de la lesión.
Contusión de segundo grado; hay hematoma (mayor sangrado interno) porque se rompen vasos de mayor calibre y se forma una colección o bolsa de sangre (tumoración).	• Aplicar frío con hielo en una toalla 15 minutos cada hora. Alivia el dolor y reduce la inflamación. • Si es una extremidad, conviene mantenerla elevada para evitar que se inflame.
Contusión de tercer grado; existe ya afectación de partes blandas, grasa o músculo, y el bulto resultante suele ser de mayor tamaño y más molesto.	• Acudir a urgencias para una valoración adecuada, ya que podría haber una lesión importante o una fractura. Para el traslado es necesario inmovilizar la zona lo mejor posible, como si se tratara de una fractura.

Con el paso de los días, el color de esa zona cambia de tonalidad: primero es rosada, luego se vuelve azulada y, finalmente, la piel adquiere un color amarillento.

En todos los casos, el reposo es necesario para que la contusión o hematoma cure pronto.

Qué no debemos hacer

- Presionar ni pinchar los hematomas, la sangre se reabsorberá sola poco a poco.
- Aplicar calor, porque el vaso sanguíneo puede continuar sangrando, lo que aumentará el dolor.
- Aplicar hielo durante más de 20 minutos seguidos, ni hacerlo directamente sobre la lesión.

IMPORTANTE
MORETONES O HEMATOMAS FRECUENTES
Cuando aparecen sin ningún traumatismo previo, es conveniente acudir al médico para que realice una serie de pruebas destinadas a valorar el buen funcionamiento de la coagulación sanguínea.

CONVULSIONES

Las convulsiones son contracciones bruscas e involuntarias de los músculos de todo el cuerpo provocadas por la estimulación de una zona concreta del cerebro (en caso de crisis parcial) o de ambos hemisferios cerebrales (en caso de crisis generalizada). Las crisis de ausencia son otro tipo de convulsión, pero en estos casos la persona no pierde el tono muscular, aunque su cuerpo se paraliza totalmente y su mente se desconecta del entorno. Todas estas clases de convulsiones pueden ocurrir por sufrir epilepsia, por un traumatismo craneal o fiebre muy elevada, por una intoxicación por alcohol, al tomar ciertos medicamentos, por una hemorragia intracraneal o un tumor, por meningitis o por cualquier otra causa que impida una correcta oxigenación cerebral.

Qué debemos hacer

- Mantener la calma e intentar que la gente no se agolpe alrededor.
- Proteger al paciente para que no sufra daños: apartar objetos contra los que pueda golpearse, ponerle ropa blanda o un cojín bajo la cabeza y los brazos.
- Avisar al servicio de emergencias y, mientras acude, aflojar la ropa que pueda entorpecer la respiración: cinturón, corbata, pantalón, falda, sujetador, etc.
- Si es posible, colocarlo de lado (sin sujetarlo).
- Una vez terminada la fase de movimientos (ver recuadro sobre crisis convulsivas generalizadas en la página 52), observar los signos vitales y comprobar que respira con normalidad, que no vomita y que se recupera poco a poco.
- Si permanece inconsciente, debemos colocarlo en la posición lateral de seguridad.

- Si recupera la consciencia, hay que intentar tranquilizarlo y darle confianza. Se le puede contar lo sucedido.
- Siempre debe remitirse al hospital a un paciente que ha padecido una crisis convulsiva (los epilépticos suelen informar de ello a su médico en las visitas periódicas).

IMPORTANTE
CRISIS CONVULSIVAS PARCIALES Y AUSENCIAS
Además de las crisis convulsivas generalizadas existen las parciales, en las que el paciente nota el movimiento de una zona corporal o una percepción sensitiva extraña en una parte determinada del cuerpo; y las ausencias, en las que la persona se «desconecta» durante un par de minutos sin perder la conciencia, pero sin percibir lo que ocurre a su alrededor.

Qué no debemos hacer

- Intentar oponerse a los movimientos, es imposible y además perjudicial. La contracción de los músculos debe seguir su curso sin encontrar resistencia.
- Tratar de mover de sitio al afectado (a no ser que el lugar donde se encuentra sea peligroso) mientras dura la fase activa de la convulsión.
- Introducirle en la boca objetos que se puedan romper, porque su mandíbula desarrolla mucha fuerza. Tampoco suele ser conveniente introducirle otro tipo de objetos para evitar que se muerda la lengua, ya que pueden provocar atragantamiento.
- Introducir un dedo para evitar que se muerda la lengua; podríamos resultar heridos.
- Estimularlo para que se recupere antes. El afectado, tras la desorientación inicial, volverá a recobrar la plena conciencia.

CONVULSIONES FEBRILES EN NIÑOS

Cómo se reconocen

El cuerpo del bebé o del niño comienza a sacudirse rítmicamente, o bien queda completamente flácido. El bebé no responde a la voz de los padres (parece ido, como desconectado). Ya sea antes de la crisis, ya sea después de la misma (esta segunda posibilidad es más frecuente), el niño sufre un pico de fiebre superior a los 102 °F.

Qué debemos hacer

- Durante la convulsión, conviene ponerlo en posición lateral de seguridad (ver página 41) y esperar a que esta se detenga por sí sola. A menudo, la convulsión va seguida de un período de somnolencia o confusión.
- Mantener la calma: a pesar de los síntomas, las convulsiones febriles acostumbran a ser benignas.
- Si no es la primera vez que sufre una convulsión febril, lo más probable es que el pediatra haya proporcionado un enema de diazepam, por si volviese a aparecer una crisis. Si se da el caso, hay que administrarle dicho enema por vía rectal.
- Tras la crisis, conviene acudir a un centro médico para confirmar que se ha tratado de una convulsión febril.

Qué no debemos hacer

- Administrar preparados orales durante una crisis convulsiva (incluso los antitérmicos), por riesgo de atragantamiento o de paso de la medicación al pulmón.

CRISIS CONVULSIVA GENERALIZADA		
Fase	Sufre	Consecuencias
Primera	El paciente cae al suelo de forma brusca, inconsciente.	Hay riesgo de que se golpee al caer. Quienes padecen epilepsia, a veces, experimentan ciertos síntomas previos a la crisis y tienen tiempo de prepararse para no sufrir lesiones en la caída.
Segunda	Aparece rigidez generalizada de todos los músculos del cuerpo.	La respiración se detiene y el enfermo adquiere una tonalidad azulada. Esta fase suele durar entre 10 y 20 segundos.
Tercera	Se produce una serie de contracciones y relajaciones rítmicas de todo el cuerpo, a la vez que se recupera la respiración, aunque de forma ruidosa. Suele salir saliva por la boca y puede haber emisión de orina o de heces (por relajación esfinteriana involuntaria).	Esta fase suele durar 2 o 3 minutos y, por causa de los movimientos bruscos de abertura y cierre de la boca, el enfermo puede morderse la lengua. Por otra parte, los movimientos de la cabeza y de los brazos sobre una superficie dura pueden producir lesiones.
Cuarta	Una vez que se han detenido los movimientos, el enfermo entra en una fase de somnolencia de la que se recupera poco a poco.	Durante un tiempo más o menos largo, está desorientado y confuso, y no recuerda qué ha pasado. Es el denominado estado poscrítico, típico de la epilepsia, y que permite diferenciarlo de otras situaciones, como en el caso de un síncope.

CRISIS DE ANGUSTIA O CRISIS DE PÁNICO

La crisis de angustia suele aparecer bruscamente, desencadenada, o no, por una causa conocida como, por ejemplo, la exposición a algo que genera mucho nerviosismo. Suele presentarse con varios de estos síntomas físicos de manera simultánea: palpitaciones, sudoración excesiva en las manos, malestar abdominal, dolor de cabeza y de espalda, mareos y náuseas, temblor, opresión en el pecho y respiración acelerada, así como con gran sensación de angustia y agitación (el rostro de esa persona muestra un miedo intenso porque está convencida de que le va a ocurrir algo muy malo, incluso la muerte). Suele durar entre 10 y 30 minutos. Este tiempo será inferior cuando la persona haya experimentado crisis de angustia en varias ocasiones, porque desarrolla sus propios mecanismos para gestionar la situación.

Qué debemos hacer

- Intentar tranquilizar a la persona durante 1 o 2 minutos y hacerle comprender que sus síntomas no se deben a una causa orgánica; se tratan de una manifestación física y psíquica de su angustia, por lo que no le va a pasar nada malo.
- Intentar que se siente y observe lo que le ocurre, sin luchar contra sus síntomas ni pensar en lo que podría pasar, aceptando lo que ocurre e intentando cambiar la sensación negativa de que va a pasar algo grave por la sensación positiva de que la crisis está remitiendo.
- Si lo anterior no funciona, distraerlo con alguna actividad mental que no le permita pensar en lo que le está ocurriendo, como contar de 100 a 0 restando 3 cada vez.
- Una vez pasados los 2 o 3 minutos iniciales conviene ponerle una bolsa (de plástico o de papel) delante de la

cara, avisándole lo que hacemos, para que respire dentro de ella. De esa forma, disminuirá el ritmo de la respiración e irá mejorando progresivamente.

- En el caso de que el afectado quiera marcharse del lugar donde se encuentra, no intentar convencerlo de lo contrario ni hacer que permanezca allí contra su voluntad. Es una situación muy frecuente en caso de agorafobia (miedo intenso a salir a la calle solo o a cruzar una avenida).
- Si la crisis no cede, llevarlo al servicio de urgencias para que se le administre un ansiolítico o calmante.

Qué no debemos hacer

- Trivializar la situación o decirle que no es importante.
- Presionar a la persona para que haga algo que aumentaría su miedo.
- Mantener al afectado en el mismo lugar. Quizá la situación se deba a un miedo real (aunque en ese momento no pueda explicarlo), como la visión de algo que le produce fobia (arañas, perros, agua, etc.). Por eso, conviene llevarlo a otro lugar poco concurrido y bien ventilado.
- Hablarle deprisa o gritarle.
- Permitir que siga respirando de forma acelerada. Si ocurre durante mucho tiempo, puede producirse lo que se denomina «alcalosis respiratoria» (hiperventilación), que aumentaría los mareos, la sudoración y los temblores. Y, en algunos casos, todo ello podría dar lugar a convulsiones.
- Mantenerlo respirando dentro de la bolsa demasiado tiempo seguido. Es mejor dejar que lo haga a intervalos, apartándola cada 30 o 40 segundos y acercándosela de nuevo.

CUERPO EXTRAÑO EN EL OÍDO
Véase también «Cuerpo extraño en el ojo», «Cuerpo extraño en la nariz»

Elementos limpiadores que se rompen al introducirlos en el oído (bastoncillos o hisopos de algodón), insectos, piezas de juguetes en el caso de los niños, etc.; son muchos los objetos que pueden pasar al conducto auditivo. Los síntomas que alertarían de esa situación serían zumbidos y molestias en el oído, e incluso una secreción extraña.

Qué debemos hacer

- Inspeccionar el conducto auditivo con una linterna para localizar el cuerpo extraño.
- Intentar sacar el objeto con una pinza pequeña, pero solo si se ve claramente que se puede pinzar bien y que no lo empujaremos aún más hacia el interior.
- En el caso de que se trate de un insecto, introducir un poco de agua en el conducto auditivo e inclinar la cabeza del afectado para que pueda salir. Esperar unos minutos y, si no sale, aplicar 3 o 4 gotas de aceite (de cocina, limpio, o aceite corporal para bebés) y volver a inclinar la cabeza. Al resbalar, el aceite arrastrará consigo al insecto.
- Aunque aparentemente haya salido, conviene permanecer atento durante unos días. Si la persona sigue con molestias y dolor, es preferible acudir al médico, porque podría haberse producido una lesión en el conducto auditivo o porque podría quedar todavía una parte del cuerpo extraño en su interior.
- Si no se puede sacar con facilidad (o el objeto es blando; por ejemplo, de silicona que se ablanda aún más con el calor), hay que llevar al afectado a un centro médico.

Qué no debemos hacer

- Intentar sacar el objeto utilizando bastoncillos de algodón o con los dedos.
- Realizar lavados del oído con agua o algún otro líquido, y hacerlo a presión (con una jeringa), sobre todo si se trata de semillas, frutos secos, legumbres o similares, porque podrían hincharse.
- Intentar sacar el objeto si la persona que ha sufrido el percance ha tenido alguna vez perforación de tímpano, si ha sido intervenido quirúrgicamente del oído o si hay secreción de líquido. En estos casos, deberá examinarla un médico.

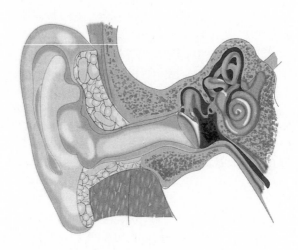

CUERPO EXTRAÑO EN EL OJO
Véase también «Cuerpo extraño en el oído», «Cuerpo extraño en la nariz», «Traumatismo ocular»

En este caso, las señales de alerta suelen ser muy evidentes: intenso lagrimeo, dolor y ardor, enrojecimiento de la conjuntiva y dificultad para mantener el ojo abierto. Cuando ocurre, la primera reacción instintiva suele ser refregarse el ojo, sobre todo si se trata de un niño, pero hay que evitarlo. Si el objeto ha pasado desapercibido y se infecta, con el tiempo pueden aparecer legañas de un color verdoso.

Los médicos consideran que hay que valorar tres signos de alarma:

- Disminución de la agudeza visual (ver menos, como si se hubiera perdido graduación de forma súbita).
- Dolor importante y/o espasmo en los párpados.
- Las pupilas no se contraen a la par, y en el mismo grado, al ser iluminadas por un foco de luz directa.

En esos casos, hay que acudir a un hospital que disponga de un oftalmólogo de guardia.

Qué debemos hacer

- El primer paso es identificar dónde está el objeto en cuestión. Para ello, se le pedirá a la persona que mire hacia la luz y que dirija la vista (no la cabeza ni el cuello) a derecha, izquierda, arriba y abajo mientras mantiene (o le mantenemos) separados los párpados con las manos bien limpias.
- Lavar el ojo con abundante agua o mejor con suero fisiológico para arrastrar el cuerpo extraño al exterior. Llorar puede obtener el mismo resultado.

- En el caso de que no salga, puede intentarse extraerlo con la punta de un pañuelo bien limpio, pero asegurándose de no presionar ni restregar.
- Si el objeto está incrustado, conviene cubrir el ojo de la persona afectada con una gasa y no tocarlo, y después llevarla a urgencias.

Qué no debemos hacer

- Frotar los ojos, para evitar que el objeto se incruste en la conjuntiva o para evitar una úlcera en la córnea.
- Intentar sacar un objeto que se encuentra incrustado en el ojo.
- Maniobrar, si se trata de un pedacito de metal. En este caso, además, si se sospecha que el metal se ha podido clavar en la córnea, y ante el elevado riesgo de perforación, se debería llevar al paciente a un hospital que cuente con los servicios de un oftalmólogo de guardia.

CUERPO EXTRAÑO EN LA NARIZ

**Véase también «Cuerpo extraño en el oído»,
«Cuerpo extraño en el ojo»**

Suele ser bastante frecuente en niños menores de tres años, aunque también puede suceder en adultos de manera accidental. Es probable que inicialmente no haya síntomas y que unos días más tarde se manifieste una gran secreción de mucosidad amarillenta y con mal olor (por un solo orificio), dificultad para respirar e incluso hemorragias, porque el objeto está obstruyendo y dañando esa fosa nasal. En algunos casos, la señal de alarma es una fuerte halitosis o mal aliento. Es necesario extraer cualquier cuerpo extraño de la nariz (en casa si resulta fácil o en la consulta médica), porque con el paso del tiempo en esa zona se generarán calcificaciones (rinolitos) y habrá que recurrir a la cirugía para extraerlos.

Qué debemos hacer

- Inspeccionar la fosa nasal con una linterna para localizar el cuerpo extraño.
- Solo si el objeto se observa con claridad, tiene una forma que permite pinzarlo bien y se está seguro de que la persona afectada no se moverá, se puede intentar sacarlo con unas pinzas pequeñas (aunque conviene tener en cuenta que se corre un riesgo elevado de que se introduzca aún más y dañe estructuras que no vemos desde fuera).
- Si se trata de un niño mayor o de un adulto, hay que cerrarle la otra fosa nasal con el dedo y pedirle que expulse (exhale) el aire suavemente por la fosa nasal ocupada por el cuerpo extraño, siempre que con ello no se generen más lesiones. Si al segundo intento no funciona, no conviene volver a intentarlo.

- Si es un niño de menos de ocho años, puede intentarse la técnica denominada «beso de la madre». Consiste en cubrir con la boca del adulto la del niño (sellándola), bloquear la fosa nasal libre y soplar en la boca del pequeño para que la presión del aire impulse el objeto hacia fuera.
- Si se utiliza la técnica anterior, conviene explicársela antes al pequeño para que colabore.
- Si nada de lo anterior permite sacarlo con facilidad, acudir a un centro médico o al servicio de urgencias.

Qué no debemos hacer

- Hurgar la nariz con bastoncillos de algodón, con los dedos u otros objetos porque eso podría provocar que el cuerpo extraño penetrara aún más en la fosa nasal.
- Sonarse con brusquedad.
- Inspirar con fuerza en alguna de las maniobras recomendadas.
- Hacer lavados con agua u otros líquidos para no introducir más el cuerpo extraño en la fosa nasal.
- Intentar sacarlo si la fosa nasal está inflamada. En ese caso, es el médico quien debe actuar.
- Llevar a la persona afectada tumbada durante el traslado al centro sanitario (mejor sentado), porque el cuerpo extraño podría desplazarse a otras áreas más internas.

DIARREA

Las causas de la diarrea pueden ser múltiples, aunque lo más frecuente es que se deba a una infección o a la ingestión de un alimento en mal estado o contaminado por un microbio patógeno. En este último caso, los síntomas (heces blandas, dolor e hinchazón abdominal) aparecerán entre 30 minutos y 6 horas después de la ingesta.

Qué debemos hacer

Acudir al médico

- En el caso de personas con enfermedades crónicas o un trasplante reciente, si percibe un fuerte dolor en el recto o si se trata de un niño.
- Si se prevé que el afectado tardará en ser asistido, darle líquido en abundancia: agua, infusiones de manzanilla, té suave o suero de rehidratación oral (de venta en farmacias). Si vomita, debe ingerirlo de forma muy fraccionada.
- En el caso de no disponer de suero para reponer la glucosa, el potasio y el cloruro de sodio perdidos, se puede elaborar uno casero. Se necesita: 1 litro de agua (preferiblemente embotellada), 2 cucharadas soperas de azúcar, media cucharadita de sal, media cucharadita de bicarbonato de sodio y el jugo de medio limón.
- Si tiene apetito y no vomita, hay que darle de comer alimentos astringentes y caldosos: arroz, zanahoria y manzana hervidos.
- Es preferible evitar los lácteos los primeros días porque puede haberse producido una intolerancia transitoria a la lactosa. Luego, conviene tomar yogures con lactobacilos para reponer la flora intestinal.

Precisa atención rápida porque implica cierta gravedad

- Si se detecta la presencia de sangre (coágulos), moco o pus (en forma de «pegotes») en las heces. La presencia de cualquiera de ellos en un episodio de diarrea puede estar indicándonos que existe una gastroenteritis invasiva (probablemente bacteriana) y necesita ser tratada con antibióticos.
- Existen signos de deshidratación (ver el recuadro en la página 64).
- Hay vómitos y la persona afectada no admite ningún tipo de alimento, ni sólido ni líquido.

Qué debemos hacer cuando se trata de un niño menor de dos años con diarrea sin fiebre ni deshidratación

- Si recibe leche materna, continuar dándole de mamar a demanda y, además, darle agua sola, agua de arroz o de zanahoria o suero de rehidratación oral.
- Si recibe lactancia artificial y la diarrea es importante, puede suspenderse y sustituirse por biberones de agua de arroz o de zanahoria o suero de rehidratación oral. En cuanto la diarrea mejore, se introducen de nuevo los biberones de leche algo más diluidos, sin suspender todavía los biberones de agua de arroz o de zanahoria el o suero de rehidratación oral.
- Si el niño ya come pero tiene menos de un año, se suspende la leche o se le da un poco diluida, alternada con agua de arroz o de zanahoria o con suero de rehidratación oral. En cuanto mejore, se pueden añadir algunos alimentos, como manzana rallada, arroz hervido, plátano o papilla de cereales. Antes de volver a la alimentación normal, conviene darle los alimentos hervidos (pollo, pescado, etc.).

- Si la diarrea no remite en 2 o 3 días, conviene consultar al médico.
- También se debe consultar al médico de inmediato si hay presencia de sangre en las heces, ya que podría tratarse de una enfermedad hemorrágica del recién nacido.

Qué no debemos hacer

- Administrar antibióticos sin consultar al médico, especialmente si hay presencia de sangre en las heces.
- Insistir en que el paciente coma si no tiene apetito.
- Tomar bebidas que contengan alcohol, porque podrían incrementar la deshidratación.
- Darle bebidas industriales con una elevada concentración de azúcares.
- Mascar chicle mientras dura el proceso agudo. Contienen xilitol, que puede aumentar las diarreas.
- Suspender el tratamiento indicado por el médico, aunque hayan desaparecido los síntomas (se debe completar la dosis pautada por el especialista).
- Comer platos con mucha grasa en los días inmediatos a la «normalización» de la evacuación de vientre. Aunque no reaparezca la diarrea, sí lo puede hacer el malestar estomacal.

EN LOS CASOS MÁS GRAVES DE DIARREA	
Si también hay	Conviene asistencia médica
Deshidratación (Apartado teórico. En caso de duda, consultar con el médico.)	• Es leve si la piel está fría, los ojos están hundidos y hay sequedad en mucosas (en especial la lengua). • Es moderada si, además de lo anterior, hay taquicardia y gran decaimiento, la presión sanguínea es baja, en los bebés la fontanela está hundida, no hay lágrimas y se orina muy poco o no se orina. • Es grave si, a todo lo anterior, se añade palidez, pulso rápido pero débil; no hay orina, hay mareos, la persona ya no quiere beber y hay signo de pliegue cutáneo (si se pinza la piel con los dedos, ambos lados del pliegue se quedan pegados y tardan más de dos segundos en recuperar su posición).
Sangre en las heces	• Es posible que haya una infección grave o que sea la primera manifestación de una enfermedad inflamatoria intestinal (colitis ulcerosa, enfermedad de Crohn, cáncer de colon, etc.). • Estos casos necesitan siempre tratamiento y control periódico. • Si hay coágulos de sangre, moco o pus en forma de pegotes, puede tratarse de una gastroenteritis invasiva que requiera tratamiento rápido.
Fiebre elevada	• Puede tratarse de una diarrea infecciosa grave o de una enfermedad intestinal importante. • También se requiere supervisión médica.

DOLOR ABDOMINAL AGUDO

Puesto que este síntoma aislado puede deberse a multitud de causas (y la mayoría de ellas no son graves), lo conveniente es analizar de qué otros signos de alerta se acompaña.

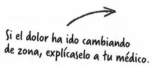

Si el dolor ha ido cambiando de zona, explícaselo a tu médico.

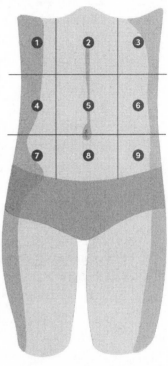

1. Hipocondrio derecho. Indica inflamaciones de la vesícula biliar y el hígado.

2. Epigastrio. Alerta de trastornos gastroduodenales, en especial del estómago y menos frecuentemente de páncreas.

3. Hipocondrio izquierdo. Relacionado con afecciones del colon o del estómago.

4. Flanco o vacío derecho. Indica posibles problemas en las vías biliares o en el intestino. También se debe pensar en una afección del uréter.

5. Mesogastrio o periumbilical. Un posible origen es el intestino delgado.

6. Flanco o vacío izquierdo. Por problemas intestinales o del uréter.

7. Fosa ilíaca derecha. Suele causarlo una apendicitis o una ileítis (inflamación del íleon). También el uréter y los ovarios pueden dar molestias en esa parte.

8. Hipogastrio. Puede deberse a un problema de colon distal o a la vejiga urinaria.

9. Fosa ilíaca izquierda. Podría delatar diverticulitis, colitis, hernias o problemas en los ovarios.

Por lo general, puede considerarse que hay que darle importancia y acudir entonces con rapidez al médico de urgencias cuando el dolor es muy intenso y aparece de forma brusca junto con náuseas y vómitos.

¿CUÁLES SON LAS POSIBLES CAUSAS?

El gráfico de la página 65 indica las nueve partes en las que los médicos suelen dividir imaginariamente el abdomen, para ir descubriendo la causa a partir de una palpación inicial.

DOLOR QUE IRRADIA DEL OMBLIGO A LA FOSA ILÍACA DERECHA (APENDICITIS)

- Los síntomas que aparecen en este tipo de afección son dolor continuo (solo al inicio es de tipo cólico e intermitente) que cambia de localización: primero en la zona central del abdomen o periumbilical y, al cabo de pocas horas, en la parte inferior derecha del abdomen; náuseas y quizá vómitos; así como pérdida de apetito y fiebre ligera.
- La persona afectada no va de vientre y los intestinos no se mueven.
- El dolor aumenta de forma considerable al toser o al moverse, algo que no ocurre con otras causas, de tipología más leve, de dolor abdominal.
- Si se presiona con suavidad la parte inferior derecha del abdomen, el enfermo siente un dolor intenso, que aumenta al soltar bruscamente la presión. Esa maniobra indica que existe una irritación de la membrana que envuelve los intestinos (el peritoneo) por una posible apendicitis.

Qué debemos hacer

- Acudir con rapidez a urgencias, ya que una apendicitis no tratada da lugar a una peritonitis por perforación intestinal, y puede poner en peligro la vida de la persona.

DOLOR QUE IRRADIA A LA ESPALDA (INFECCIÓN URINARIA ALTA O DE PRÓTESIS)

- La molestia «corre» hacia la zona baja de la espalda, en concreto a la zona lumbar.
- Se notan ganas continuas de orinar y ardor o dolor al hacerlo.
- Suele aparecer fiebre alta, por encima de 102 °F. En este caso, solemos estar ante una pielonefritis (la infección urinaria ha llegado al riñón), lo que requiere tratamiento urgente, preferentemente, hospitalario (tanto más cuanto mayor sea la persona o más enfermedades asociadas tenga).
- Si le han colocado recientemente una prótesis vascular (para resolver un problema arterial), hay que tener en cuenta la posibilidad de que se haya infectado.

Qué debemos hacer

- Conviene aumentar el consumo de líquidos, en especial agua.
- Acudir al médico lo antes posible, ya que es una urgencia que requiere tratamiento inmediato.

ABDOMEN MUY DURO (PERFORACIÓN INTESTINAL)

El dolor es muy intenso y el abdomen se encuentra muy duro y no puede relajarse voluntariamente.

Qué debemos hacer

Si la edad del paciente es avanzada y está tomando corticoides desde hace tiempo, informe de ello al médico porque esa es una causa de perforación intestinal en personas mayores.

Qué debemos hacer en bebés menores de un año

- Acudir al médico lo antes posible si llora sin consuelo de forma intermitente y encoge las piernas, está pálido y decaído, tiene el abdomen distendido, vómitos o sangre en las heces (no siempre).
- Acudir a urgencias si el dolor no cede en unas horas y aparece fiebre.

IMPORTANTE
ACUDIREMOS A URGENCIAS SI... (Y OTROS CONSEJOS)

- Una hora después de su inicio, el dolor continúa.
- Aparece fiebre alta.
- Existen otros signos de alarma como palidez, sudoración, palpitaciones o taquicardia.
- Mientras el afectado no reciba atención médica, flexionarle las extremidades inferiores si así nota alivio (posición antiálgica).
- Llevar un listado de los medicamentos que está tomando.

Qué no debemos hacer (en todos los casos)

- Administrar analgésicos ante un dolor abdominal cuya causa se desconoce pero se percibe como grave, para no enmascarar los síntomas ni impedir que el médico pueda hacer correctamente el diagnóstico.

- Ante la sospecha de un caso de apendicitis, dar de comer o beber al enfermo, por si es necesaria una intervención quirúrgica.
- Administrar laxantes tampoco es conveniente ya que, en algunos casos, puede desestabilizar aún más el equilibrio interno del paciente.

DOLOR DE CABEZA

El dolor puede afectar a la parte frontal de la cabeza, a la zona de las sienes o al conjunto del cráneo, puede centrarse en un lado o ser bilateral.

Cefaleas

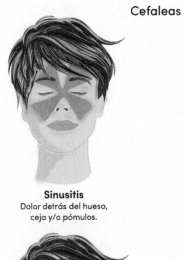

Sinusitis
Dolor detrás del hueso, ceja y/o pómulos.

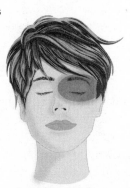

Cefalea en racimos
El dolor se concentra en el ojo y a su alrededor.

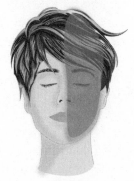

Por tensión
Gran presión en la cabeza

Migraña
Dolor, nauseas y cambios visuales son algunos de sus síntomas

Lo esencial de un dolor de cabeza es identificar bien los signos de gravedad, aquellos que nos indican que se trata de una simple cefalea tensional (en este caso, el dolor es opresivo, no pulsátil ni como un latido y no hay sensibilidad a la luz ni se agrava con el esfuerzo) o de una migraña (el dolor es como un latido, hay sensibilidad a la luz y a los ruidos y aumenta con el esfuerzo), o que nos señalan una enfermedad más grave. En estos casos se debe consultar al médico de cabecera o incluso acudir al servicio de urgencias.

Acudir de inmediato al médico si aparece:

- Rigidez en la nuca, fiebre elevada, náuseas y vómitos (en forma de chorro).
- Alteraciones del nivel de conciencia.
- Cambio de carácter, convulsiones y empeoramiento en posición tumbada.
- Una crisis epiléptica.
- Parálisis o debilidad de algún miembro corporal o de alguna zona de la cara.
- De forma súbita, un dolor muy intenso. Podría tratarse de un ictus, aunque no siempre aparece dolor. En ese caso, también podría haber dificultad para hablar y para moverse o podría notarse sensibilidad en alguna parte del cuerpo. Si la persona no puede hablar, elevar ambos brazos o sonreír hay que actuar de inmediato acudiendo al servicio de urgencias médicas más cercano o llamando al 911, para que vaya una ambulancia a recoger al paciente y lo traslade al hospital.
- Dolor en un solo lado, por breves brotes de 1 a 5 minutos de duración, muy intenso. Puede tratarse de una neuralgia del trigémino. En este caso, la urgencia no es extrema, pero conviene actuar porque el dolor puede llegar a ser realmente intenso.

Qué no debemos hacer

- Dar de comer o de beber al enfermo, si se sospecha que puede ser algo grave.
- Administrar antibióticos; si se tratara de una meningitis, interferirían en las pruebas de detección del microbio causante de la enfermedad y podría resultar fatal.

DOLOR DE MUELAS

Las causas pueden ser infecciosas o no infecciosas. En ambos casos, lo indicado e imprescindible, sobre todo si se trata de un dolor persistente o con inflamación evidente, es acudir lo antes posible al dentista, para que haga un diagnóstico y establezca el tratamiento correcto. Sin embargo, a veces el dolor es muy intenso y se necesita un alivio rápido antes de la cita con el odontólogo.

SÍNTOMAS QUE INDICAN LA PRESENCIA DE INFECCIÓN

- Hinchazón importante de la encía y la mejilla de la zona dolorosa.
- Salida de pus por un orificio cercano al diente que duele; mal aliento.
- Dolor intenso al presionar el diente afectado, que además puede moverse un poco.
- Dolor que aumenta con el calor.
- A veces, fiebre.

Qué debemos hacer

- Conviene acudir a un servicio de urgencias si junto con el dolor de muelas aparece fiebre elevada, ya que puede tratarse de un proceso infeccioso más extendido que requiera una rápida intervención.
- También se debe ser visto por un médico cuanto antes si, además del dolor bucodental, duele la mandíbula (a veces también el cuello) y la molestia comenzó en la zona del pecho, si aparece sudoración fría y náuseas. Aunque son casos poco habituales, podría tratarse de un infarto.

- Si no ocurre lo anterior, pedir una cita urgente con el dentista, puesto que es el más indicado para valorar el problema, hacer un diagnóstico correcto y definir el tratamiento adecuado, tanto a corto plazo para aliviar el dolor y la posible infección, como a largo plazo para tratar el problema de base del diente y evitar que vuelva a doler.
- Antes de acudir al dentista, sobre todo si deben pasar unos días, lo único que hay que hacer es tratar el dolor con un analgésico antiinflamatorio. El ibuprofeno puede ser la mejor opción si no existen contraindicaciones ni alergias.
- Además del tratamiento analgésico, algunos remedios caseros, como aplicar frío local en caso de que la causa sea infecciosa o en algunos tipos de inflamación, pueden resultar útiles. Pero es mejor no recurrir a ellos si hay sensibilidad dentaria al frío, porque puede empeorar el dolor.
- Hacer enjuagues con agua tibia y sal también puede aliviar y disminuir el dolor hasta que se acuda al médico.
- En muchos casos, en especial si lo que predomina es la gingivitis, la aplicación sobre la zona inflamada de dos gotas de aceite esencial de clavo (en adultos), o de laurel (en niños), induce una mejoría sintomática del dolor tal que podremos, incluso, comer sin apenas molestias. Este remedio no cura la infección, pero ayuda a no tener que tomar tanto analgésico/antiinflamatorio por vía oral.

Qué no debemos hacer

- Aplicar medicamentos en el diente que duele, porque podría aumentar la irritación de los tejidos afectados y dar lugar, incluso, a úlceras bucales.

- Tomar antibióticos sin consultar antes a un profesional.
- En caso de que el dentista haya prescrito antibióticos por una infección, suspender el tratamiento cuando desaparezcan los síntomas; hay que completar los días de tratamiento prescritos, aunque ya no haya dolor.
- Administrar líquidos muy calientes o muy fríos (las temperaturas extremas aumentarán el dolor).
- Viajar en avión mientras dure el dolor intenso, ya que los cambios de presión afectan de forma negativa.

DOLOR EN EL PECHO (DE ORIGEN CARDÍACO)

Tanto en la angina de pecho como en el infarto de miocardio la persona siente un dolor torácico, de tipo opresivo, que en ocasiones irradia hacia el cuello, la espalda o el abdomen. Muchas veces el individuo trata de avisar de lo que le ocurre colocando la mano extendida en su pecho, y en ocasiones, también nota taquicardia o palpitaciones (como si el corazón fuera a salírsele del pecho).

Qué debemos hacer (en ambos casos)

- Preguntarle si lleva una pastilla de nitroglicerina y, si es así, colocársela bajo la lengua. Los pacientes con alteraciones coronarias suelen llevar este tipo de medicación siempre con ellos porque saben que pueden tener una crisis de angina de pecho de vez en cuando (si se trata de un infarto, el dolor no cede con esta medicación).
- Si no se dispone de nitroglicerina de aplicación sublingual, hay que tranquilizar al paciente, porque el nerviosismo empeora su estado.
- Avisar al servicio de urgencias y, mientras llega, proteger al paciente del frío o del calor excesivos. Si se prevé que los servicios de emergencia pueden tardar y hay un hospital cerca, llevarlo a la sala de urgencias sin demora.
- Ponerlo en un lugar cómodo, preferentemente sentado con las piernas colgando.
- Tomarle el pulso con frecuencia, para detectar la aparición de arritmias cardíacas. El pulso permite saber si el corazón va demasiado rápido, demasiado lento o si su ritmo es irregular; de esta forma, se podrá informar rápidamente al personal médico acerca de las anomalías observadas.
- En estos casos, es mejor tomarle el pulso en la parte anterior de la muñeca que en el cuello, pues en los vasos del

cuello se encuentra la arteria carótida cuya estimulación puede ocasionar mareo y complicar las cosas.

- Si pierde el conocimiento, valorar si se encuentra en paro cardíaco (no hay pulso ni respiración, las pupilas se dilatan y la piel está pálida o azulada) e iniciar las maniobras de reanimación pertinentes (ver las instrucciones en página 142).

Qué no debemos hacer

- Darle al enfermo de comer o de beber.
- Tumbarlo si se encuentra consciente. Mejor que esté sentado o en posición lateral de seguridad.
- Quitarle importancia a la situación. Aunque el malestar provocado por la angina de pecho desaparezca en pocos minutos, un médico debe estudiar y controlar al paciente para evitar un infarto posterior.
- Hacer que camine inmediatamente después de haberle dado la pastilla o el aerosol de nitroglicerina sublingual (cuya función es dilatar los vasos sanguíneos, permitiendo que llegue más sangre al corazón). Ese tratamiento provoca una bajada brusca de presión y el paciente podría marearse, caerse y lesionarse.

La angina de pecho es una enfermedad potencialmente grave que se produce por una falta de sangre en los vasos sanguíneos que irrigan al músculo cardíaco. Y esa falta de irrigación ocurre porque se estrecha o se obstruye parcialmente una arteria coronaria, es decir, uno de «los conductos» encargados de llevar sangre al músculo cardíaco para que este reciba el oxígeno y los nutrientes que necesita. La diferencia principal con el infarto de miocardio (mucho más grave) es que en la angina no se produce muerte de tejido cardíaco.

ELECTROCUCIÓN O QUEMADURA POR ELECTRICIDAD
Véase también «Quemaduras»

La electrocución puede llegar a ser una situación muy grave, aunque la mayoría de las veces solo produce una sensación desagradable. Sus causas más frecuentes son los accidentes domésticos o laborales, así como un fenómeno natural: el rayo. La gravedad de las lesiones producidas depende sobre todo del tipo de corriente (es más peligrosa la alterna a igualdad de voltaje), el voltaje, la intensidad, el tiempo de contacto y la humedad.

Qué debemos hacer

- Cortar rápidamente la corriente. Si no es posible, retirar del circuito eléctrico a la persona afectada si se ha quedado enganchada. Para ello, se usará un palo de madera (de escoba, por ejemplo) o algo similar (pero nunca nada que sea metálico).
- Si las ropas del accidentado arden, hay que apagar el fuego echándole una manta o una prenda grande, y no sintética, por encima.
- Avisar a los servicios de emergencias.
- Mientras se espera a que lleguen, controlar sus constantes vitales.
- Si no respira, se inicia la respiración boca a boca (ver página 146).
- Si no tiene pulso, se empieza la reanimación cardíaca mediante el masaje cardíaco (ver página 142).
- Si tiene pulso y respira pero ha perdido la conciencia, se ha de colocar en la posición lateral de seguridad (ver página 41), y controlar sus signos vitales, hasta la llegada de los servicios médicos.

- Es esencial que reciba tratamiento cuanto antes, porque las lesiones internas pueden ser importantes.
- Si el accidente ha sido provocado por una línea de alta tensión, avisar a emergencias y seguir sus instrucciones antes de actuar.

POSIBLES CONSECUENCIAS	
	• El afectado puede haberse quedado enganchado a la fuente de corriente eléctrica. • Quizás el afectado haya sido proyectado lejos y, como consecuencia, sufra un traumatismo. • El paso de la corriente puede provocar que sus ropas ardan.
Quemaduras (externas e internas)	• Una de «entrada» (la lesión es bastante llamativa por su color oscuro y la piel queda «curtida») y otra de «salida» (similar a una úlcera, con el centro hundido y los bordes elevados). • También se producen lesiones internas por donde ha pasado la electricidad (daño de tejidos, músculos, huesos, órganos, etc.).
Daños internos	• Da lugar a la contracción brusca de los músculos por los que pasa la corriente; este es el efecto evidente, aunque la electricidad actúa sobre todas las células. • Corazón (con trastornos del ritmo que pueden conducir a un paro cardíaco), pulmones, riñones, abdomen y cerebro (que puede, incluso, detener su actividad y que la persona entre en coma) pueden quedar afectados, sobre todo si la corriente es de alto voltaje (propia de algunas fábricas, trenes, etc.).

Qué no debemos hacer

- Si la persona afectada está ardiendo y sigue enganchada a la corriente, nunca se debe apagar el fuego con agua, puesto que es conductora de la corriente.

- Tapar las quemaduras de entrada y salida con pomadas o con apósitos, porque dificultará el posterior examen médico.
- Dar antibióticos.
- Quitar la ropa si está pegada a la piel quemada. Hay que esperar a que lo valore el personal de emergencias.
- Dejar de acudir al médico aunque aparentemente el accidentado esté bien. Si no puede orinar o la orina es de color muy oscuro, es señal de que hay una lesión interna.
- Quitar importancia al problema, si ha sufrido el impacto de un rayo y parece que el afectado no haya sufrido ninguna consecuencia. Siempre conviene que lo vea un médico, porque pueden existir lesiones internas (sangrados, perforación del tímpano, alteraciones cardíacas, etc.).

FIEBRE ELEVADA

Cuando la temperatura corporal supera los 100.4 °F, se trata de fiebre (de 98.7 °F a 100.4 °F recibe el nombre de febrícula). Las causas son múltiples: infecciones virales, bacterianas, por protozoos, hongos o parásitos, enfermedades autoinmunes, cáncer, etc. El cuerpo reacciona así a una agresión, de manera que la fiebre es beneficiosa en caso de infección, para luchar contra los microorganismos, siempre que no sea muy elevada. Pero si alcanza valores muy altos y persiste en el tiempo puede acabar provocando convulsiones o causar un desequilibrio electrolítico por pérdida de minerales (sodio, potasio, magnesio, cloruro, calcio, etc.).

CLASIFICACIÓN DE LA FIEBRE (MEDIDA EN AXILA)	
96.8 °F hasta 98.6 °F	Temperatura humana normal
98.7 °F hasta 100.4 °F	Febrícula
100.5 °F hasta 101.3 °F	Fiebre leve
101.4 °F hasta 102.2 °F	Fiebre moderada
A partir de 102.3 °F	Fiebre alta

Solo se debe tratar aquella temperatura que supere los 100.4 °F. Y en algunos casos, cuando el estado general de la persona es bueno, tampoco conviene tratarla aunque llegue a 101.3 °F, para así poder orientar mejor el cuadro clínico que la causa.

Qué debemos hacer

- Consultar al médico o al servicio de urgencias si no se conoce la causa, si sobrepasa los 102.2 °F en los niños y, sobre todo, si existen signos de gravedad (pérdida de conocimiento, mareos, confusión, dificultad para respirar, aparición de erupciones en forma de sangrado, etc.).

- Si se trata de una persona de edad avanzada, o bien, de alguien que padezca de insuficiencia renal o hipotiroidismo, o si toma corticoides o inmunosupresores (por trasplante), conviene consultar a un médico, aunque la fiebre no haya superado los 100.4 °F (la enfermedad que sufren ocasiona que suba menos la temperatura).

- También se precisa consulta urgente si se trata de un bebé de menos de 3 meses, ya que podría tratarse de una meningitis.

- Intentar bajarla, en primer lugar, mediante medios físicos: aplicando compresas o esponjas mojadas en agua tibia o fría, colocando una bolsa de hielo (envuelta en una toalla) sobre el abdomen, en las ingles o en las axilas.

- Si la causa es conocida y la fiebre no baja con los recursos explicados en el punto anterior (sigue elevada), conviene bajarla mediante la administración de un antitérmico si no está contraindicado. Hay que recordar que es preferible dar prioridad al paracetamol antes que al ibuprofeno, en especial en personas mayores o con algún factor de riesgo cardiovascular (hipertensión arterial) o con insuficiencia cardíaca o renal.

- Dar al enfermo agua o líquidos en abundancia y, sobre todo, aquellos que aporten hidratos de carbono (jugos de frutas naturales, leche con azúcar, batidos...) y cuyo índice glucémico sea lo más bajo posible, para evitar la subida y bajada brusca de glucemia.

Qué no debemos hacer

- Abrigar demasiado al afectado (sí debe taparse si tirita) o tenerlo en una habitación demasiado caliente.

- Administrar antitérmicos en caso de febrícula o fiebre baja (menos de 101.3 °F).
- Dar friegas con alcohol o colonia, sobre todo en niños, dado que induce una vasodilatación periférica, lo que aumenta la pérdida de agua.
- Bañarlo con agua fría.
- Insistir en que coma, si no tiene apetito.
- Administrar antibióticos.

FRACTURA ÓSEA
Véase también «Luxación», «Torcedura o esguince»

Es la rotura de un hueso como consecuencia de un traumatismo o de una caída. También se produce de forma espontánea en personas que padecen de una enfermedad ósea, como osteoporosis, cáncer, etc.

Las fracturas pueden ser abiertas o cerradas, según si se ha producido una herida que pone en contacto la zona fracturada con el exterior, o no.

Cómo identificarla

Reconocer que un hueso se ha fracturado puede llegar a ser difícil, e incluso imposible, fuera de un centro médico u hospital, sobre todo si no hay desviación de los fragmentos.

En general, los signos que hacen sospechar que se ha producido una fractura ósea son:

- El afectado puede notar un chasquido al producirse el traumatismo.
- Dolor muy intenso en esa zona, de forma espontánea, pero sobre todo al moverla y al tocarla.
- En el caso de las fracturas cerradas (sin herida en la piel), aparece un hematoma, un cardenal.
- Si se trata de un miembro, imposibilidad de moverlo sin que aumente mucho el dolor.
- Cuando se ha roto el cuello del fémur (el hueso que «articula» la cadera), hay dolor en la zona de la ingle, hacia la cara interna del muslo y, a veces, hacia la rodilla; no es posible caminar ni mover la pierna fracturada; y esta «se acorta» y el pie se encuentra girado hacia fuera o hacia dentro.

- Si se trata de una costilla, hay dolor intenso al respirar, toser, estornudar y al moverse.
- Desviación de la alineación normal del hueso.
- Progresiva hinchazón y enrojecimiento de la zona fracturada.
- El miembro suele estar frío y, a veces, de color morado, así como presentar hormigueos o pérdida de sensibilidad.
- Para distinguir la fractura de la torcedura o del esguince y de la luxación, ver la tabla de la página 172.

Qué debemos hacer

- En caso de duda, no tocar ni mover a la persona.
- Ante la sospecha, es mejor actuar como si hubiera una fractura.
- Llevarla al hospital si no se trata de un caso grave; por ejemplo, si se trata de una fractura de un dedo o de la muñeca.
- Si la zona afectada es mayor (un brazo o pierna), tranquilizar al lesionado y explicarle lo que se le va a hacer.
- Quitarle o desabrocharle todo lo que pueda comprimir (cinturones, relojes, anillos, etc.).
- Colocarlo en una posición cómoda, para que no mueva el miembro fracturado.
- En caso de que el afectado se encuentre en un lugar alejado de un servicio de urgencias sin ningún servicio médico cerca, hay que inmovilizar el miembro fracturado antes de iniciar el traslado (ver un ejemplo a la izquierda de la ilustración de la página siguiente).
- Si se trata de la muñeca, hacer un cabestrillo con un pañuelo grande para que el brazo cuelgue del cuello, tal como se muestra a la derecha de la ilustración.

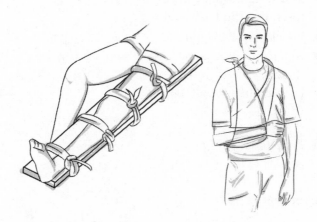

- Y si es el fémur (cadera) y los servicios médicos van a tardar, se puede (si así lo han pedido aquellos por teléfono) tratar de inmovilizarlo desde el tobillo hasta la cadera. Para ello, se puede usar una sábana o una prenda alargada. También puede emplearse un mango de escoba o algo similar y unirlo en paralelo a la pierna, sin atarlo del todo a la zona de la cadera para no provocar dolor.
- Si no se puede trasladar porque la fractura es muy grave, llamar a los servicios médicos y, mientras llegan, taparlo con una manta para proporcionarle protección térmica. Tomarle las constantes vitales para, posteriormente, informar al personal sanitario.
- Si existe herida abierta, taparla con un apósito estéril y húmedo o una prenda muy limpia, que nunca deberá sacarse (esta maniobra se hará ya en urgencias con el material adecuado para no dañar tejidos). Si se cubre desde el principio se evitan infecciones que pueden empeorar el estado de la persona.

Qué no debemos hacer

- Intentar reducir la fractura o recolocar el hueso.
- Mover el miembro fracturado, en la medida de lo posible.
- Quitar los fragmentos óseos que salen de una herida, en caso de fractura abierta.
- Hacer torniquetes.
- Presionar la herida sangrante, si se sospecha que hay fractura.

GOLPE DE CALOR
Véase también «Hipotermia», «Insolación»

Se trata de un trastorno generalizado debido a la exposición prolongada al calor. El organismo ya no puede adaptarse al aumento de temperatura exterior ni eliminar el calor acumulado, por lo que la temperatura corporal aumenta.

Del golpe de calor se derivan trastornos importantes que, si no se tratan adecuadamente, pueden acabar con la vida del afectado. Suele producirse en veranos muy calurosos y en personas de edad avanzada, en niños y en deportistas.

Cómo identificarlo

- Dolor de cabeza, náuseas y mareo.
- Piel caliente, roja y seca, ausencia de sudoración.
- Alteraciones de la conciencia. El afectado se encuentra adormilado, confuso y puede llegar a perder la conciencia.
- Aumento de la frecuencia cardíaca.
- Respiración rápida y superficial.
- Fiebre elevada. Puede llegar a los 104 °F, o más.
- Convulsiones.

Qué debemos hacer

- Primero hay que apartar al afectado del calor y recostarlo en un lugar fresco.
- Avisar a los servicios médicos y, mientras se espera a que llegue la ambulancia, se puede eliminar parte de la ropa que lleva puesta y refrescarle el cuerpo con agua fría o con toallas mojadas en agua fría que habrá que cambiar a medida que se calienten.

- Rociar el cuerpo con una botella en aerosol que contenga agua; también es efectivo abanicarlo.
- Las toallas mojadas son muy eficaces si se colocan en la nuca, las axilas o las ingles.
- Controlar su temperatura cada 15 minutos y elevarle los pies (posición *antishock*).
- Si está consciente, conviene darle de beber agua fresca o una bebida isotónica, pero a pequeños sorbos.
- Si presenta convulsiones, hay que actuar en consecuencia.

Qué no debemos hacer

- Darle bebidas alcohólicas o medicamentos.
- Proporcionarle comida o bebida si su estado de conciencia está alterado, porque podría aspirarlo y empeorar la situación. Sin embargo, se le puede dar de beber con normalidad, solo a pequeños sorbos, hasta que la temperatura haya descendido.

HEMORRAGIA NASAL O EPISTAXIS

La epistaxis es la hemorragia que se produce en un orificio nasal como consecuencia de la rotura de un pequeño vaso sanguíneo. En niños es muy frecuente y, por lo general, poco serio. En adultos, en cambio, puede deberse a otras causas que requieran un diagnóstico y un tratamiento de fondo adecuado, como la hipertensión arterial no controlada. También se considera grave cuando es de tal intensidad y de tanta duración que puede poner en riesgo la salud de la persona (con anemia, bajada de tensión o shock hipovolémico).

Qué debemos hacer

- Trasladar al paciente al hospital cuanto antes:

  ✓ Si padece algún trastorno de la coagulación, ya que podría perder demasiada sangre.
  ✓ Si está pálido o se marea.
  ✓ Si, además del sangrado, hay pérdida de la agudeza visual.

- Si se puede hacer una primera actuación, hay que tranquilizarlo y pedirle que se coloque con la parte superior del cuerpo erguida.
- Si la hemorragia es leve, puede ser útil presionar el ala del lado sangrante con el dedo contra el tabique nasal durante 10 minutos, manteniendo la cabeza del afectado levemente inclinada hacia delante (no hacia atrás, porque la sangre se deglute y puede impedir valorar la magnitud del problema, además de originar molestias estomacales). Pasado ese tiempo, aflojar la presión y comprobar si la hemorragia se ha detenido.

- Si continúa sangrando, repetir la presión durante otros 10 minutos y volver a comprobar el resultado. Si con estas medidas remite el sangrado, podemos permanecer a su lado, y vigilar su evolución, sin realizar ninguna otra maniobra. En los adultos no estaría de más comprobar la presión arterial, ya que puede ser ese el origen del sangrado.
- En el caso de que la hemorragia no remita, se puede realizar un taponamiento: introducir una gasa mojada en agua oxigenada y volver a presionar la pared de la nariz durante 10 minutos más. Conviene dejar una punta de la gasa fuera para facilitar su posterior extracción.
- Si continúa sangrando (en los niños hay que examinar la garganta para ver si la sangre brota hacia atrás), hay que acudir al hospital.
- Seguramente el médico recomiende que, en cuanto haya dejado de sangrar, se mantenga la gasa varias horas para evitar que la hemorragia se reproduzca. Después, debe sacarse con cuidado, humedeciéndola primero con un poco de suero fisiológico.
- Conviene preguntar a la persona si toma algún medicamento que dificulte el cese de la hemorragia (algún antiagregante o un anticoagulante oral —la aspirina tiene este efecto—) y luego informar al médico al respecto.

Cuando el sangrado no se detiene y la sangre sale a pequeños borbotones —generalmente coincidiendo con el latido del corazón— y tiene un color rojo más vivo, se trata de una urgencia médica que ha de ser valorada por un otorrino. Seguramente, el origen de este sangrado se encuentre en la zona posterior de la fosa nasal, motivo por el cual el doctor realizará un taponamiento en esta parte de la nariz. No suelen ser los más frecuentes, pero si se diera el caso y la persona fuera hipertensa sería aún más necesario acudir con cierta rapidez al servicio de urgencias del hospital más cercano.

Qué no debemos hacer

- Inclinar la cabeza hacia atrás porque la sangre se traga, lo cual no permite valorar la magnitud del problema, además de que puede originar molestias estomacales.
- Manipular la nariz si esa persona sufre una dolencia hemorrágica, es decir, alteraciones que provocan sangrados frecuentes. En esos casos, debe consultarse de inmediato al médico.

HEMORRAGIA POR HERIDA

Puede deberse a un traumatismo (accidente de tráfico, accidente doméstico, caída, etc.), aunque en ciertas circunstancias el traumatismo es mínimo o inexistente (hemorragia nasal o enfermos con trastornos de coagulación). También pueden sufrir hemorragias espontáneas o con un traumatismo mínimo las personas que reciben tratamiento con fármacos anticoagulantes para controlar una enfermedad con riesgo de trombosis.

Qué debemos hacer

- En primer lugar, si no se ha logrado detener el sangrado presionando la herida con gasas o con una tela limpia, hay que llamar de inmediato al servicio de emergencias; y mientras llega, hay que asistir al accidentado.
- Recostarlo para evitar caídas por desmayo y, si es posible, abrigarlo.
- Intentar detener el flujo de sangre:

  ✓ Primero, haciendo compresión directa de la herida durante al menos 10 minutos: se colocan unas gasas o una tela limpia sobre el punto justo de sangrado y se presiona fuerte con la mano. Si las gasas se empapan de sangre, se añaden unas nuevas, pero no se eliminan las sucias, para evitar que el coágulo que pueda haberse formado vuelva a romperse. Si se trata de una extremidad conviene elevarla, siempre que el herido no tenga fracturas u otras lesiones y se pueda mover. Transcurrido ese tiempo se deja de ejercer presión (sin quitar las gasas), pero si la hemorragia no cede hay que mantener la presión, incluso mientras se traslada a un servicio médico o se espera la ayuda especializada.

✓ Si lo anterior no funciona (y la herida se encuentra en una extremidad), hay que comprimir la arteria. Si se trata de un brazo, se busca la arteria humeral, que se nota latir en la cara interna del brazo, por debajo del bíceps; en caso de una herida en una pierna, se busca la arteria femoral, que se puede detectar en la ingle. Se presiona fuertemente la arteria y se observa si la herida sangra menos. No debe aflojarse la presión hasta que lleguen los servicios de asistencia médica. Esta técnica puede resultar dolorosa para el herido porque la presión debe ser fuerte.

✓ Solo en último extremo, realizar un torniquete. Es una técnica peligrosa que debe aplicarse tomando antes ciertas precauciones y, únicamente, en casos muy graves. Por ejemplo, si los demás métodos empleados no han dado resultado; si el socorrista se encuentra solo y debe atender a otros heridos; o si el afectado entra en paro cardíaco.

• Controlar con frecuencia las constantes vitales del herido para valorar la gravedad de la situación, que puede evolucionar rápidamente.

EVALUACIÓN DE LA GRAVEDAD	
Más grave (hemorragia arterial)	Menos grave (hemorragia venosa)
• Sangre roja brillante • Salida pulsátil, según los latidos cardíacos. • Sale con fuerza.	• Sangre roja oscura • Salida continua • Sale sin fuerza

Qué no debemos hacer

- Colocar un torniquete si no es necesario (por amputación traumática de un miembro o hemorragia arterial, o en caso de encontrarse solo y con varios heridos que atender…).
- Utilizar cuerdas o hilos.
- Dar de beber al herido aunque tenga sed; solo se puede mojarle los labios y la lengua con unas gotas de agua.

IMPORTANTE
CÓMO APLICAR UN TORNIQUETE

- Se emplea, para la compresión, una cinta ancha (2.7 a 3.4 pulgadas o 7 a 10 cm); utilizaremos también algunas gasas, o bien un paño limpio, que servirán como almohadilla protectora entre la cinta de compresión y la arteria que vamos a comprimir.
- Si la hemorragia es arterial, se colocan las gasas presionando sobre el tronco arterial que se encuentra por encima de la herida, entre esta (la arteria dañada) y la base del miembro. Anudaremos la cinta alrededor de esta arteria «proximal» y apretaremos enérgicamente, empleando un palo para dar vueltas a la cinta; la presión debe ser la necesaria para detener la hemorragia, sin ir más allá.

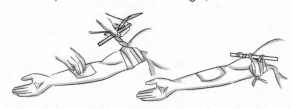

- Si la hemorragia es venosa, y dado que la sangre venosa circula desde los extremos de las extremidades hacia la zona central del cuerpo, realizaremos la misma maniobra que en el caso anterior, pero colocaremos la cinta distal a la herida.

- Una vez se ha comprobado que la presión es suficiente para detener la hemorragia, se sujeta el palo con otra cinta y se traslada al herido lo más rápidamente posible a un centro médico.
- Nunca se debe soltar el torniquete, porque puede ocurrir, o bien que el coágulo se deshaga, y reaparezca la hemorragia; o bien, que esos coágulos se desprendan y «viajen» por el torrente sanguíneo obstruyendo otro punto más crítico y provoquen embolias. En el primer caso, si no conseguimos contener el sangrado, padeceremos las consecuencias de la falta de aporte sanguíneo (posibilidad, incluso, de un shock hipovolémico).
- Hay que anotar siempre la hora a la que se ha colocado el torniquete, si es posible sobre el mismo, para que lo sepan los médicos que atiendan al herido posteriormente.

PRECAUCIONES PARA EVITAR INFECCIONES

El contacto con sangre infectada puede transmitir el virus del sida (HIV) o el de la hepatitis B, pero el riesgo es bajo y solamente existe si la sangre contaminada del herido entra en contacto con una herida o rasguño en la piel de la persona que lo asiste, o con sus mucosas (interior de la boca o del ojo). En estos casos, no hay que dejar de asistir al herido, simplemente se deben tomar algunas precauciones.

- Si se dispone de guantes de látex, hay que ponérselos de inmediato.
- Interponer gasas o paños limpios entre la mano y la herida.
- Una vez terminada la asistencia, lavarse bien las manos, si es posible con povidona yodada en forma de jabón. Si no es posible, con otro desinfectante o con agua y jabón.
- Si la sangre ha salpicado en la boca o los ojos de la persona que atiende al herido, hay que lavarse bien la zona con abundante agua.
- Si el riesgo de que el herido sea seropositivo para VIH (HIV) o hepatitis B es elevado, hay que acudir al médico de cabecera para que realice las pruebas de detección pertinentes, transcurrido el tiempo necesario.

HERIDAS

Las dos consecuencias inmediatas de los desgarramientos serios de la piel son, dependiendo de la gravedad de la herida, la hemorragia y la infección.

Qué debemos tener en cuenta

- Valorar la gravedad: si es un arañazo o abrasión o se trata de una herida superficial, solo estará dañada la piel (y a veces algo de grasa); si es profunda pueden estar implicados los músculos y los nervios que discurren por esa zona; y si es penetrante, puede haber dañado órganos y vísceras.
- En qué área se ha producido. Una herida en el tórax puede ser muy grave, especialmente si es penetrante, porque puede haber lesionado órganos importantes, como los pulmones o el corazón, y habrá que avisar a los servicios médicos inmediatamente.
- Antes de manipular cualquier herida, hay que lavarse muy bien las manos con agua y jabón y secarlas con papel o con una toalla limpia.
- Hay que desinfectar la herida desde el centro hacia la periferia, sin volver nunca al centro con la misma gasa y describiendo círculos cada vez más amplios.
- El antiséptico más adecuado es la povidona yodada, pero puede emplearse también agua oxigenada para que no modifique el color de la piel ni tinte la herida, y así pueda valorarlo después un médico con mayor facilidad. Si no se dispone de ningún desinfectante, simplemente debe lavarse bien con agua limpia y jabón, de forma que se eliminen todos los productos extraños, como tierra, suciedad, etc.

Qué debemos hacer siempre ante una herida grave

- Controlar la hemorragia, cubrirla con una o más gasas, vendarla y trasladar al herido al hospital (ver página 99).

CÓMO ACTUAR SEGÚN EL TIPO DE HERIDA		
Producida por	Tipo de herida y características	Qué debemos hacer
Un objeto cortante, como un cuchillo, un trozo de cristal, etc.	**Incisa** Suelen ser limpias pero sangran mucho.	• Lavar con una gasa estéril, agua y jabón. • Aplicar un antiséptico y tapar con gasas y un esparadrapo sin presionar. • Si supura, es muy larga o duele mucho debe verla el médico urgentemente.
Agujas, clavos, navajas, barra metálica u otros objetos con punta afilada	**Punzante** Pueden esconder lesiones importantes de órganos internos.	• Lavar bien (también alrededor de la herida). • Aplicar un antiséptico y cubrir con una venda. • Siempre conviene que la estudie un médico, en especial si los bordes están separados.
Caídas, pedradas, mordeduras de animales, atropellos, etc.	**Contusa** Pueden contener restos de tierra o suciedad, pero suelen sangrar menos que las incisas.	• Cubrir con una gasa limpia. • Si hay hemorragia, se puede presionar sobre la zona para detenerla, pero no excesivamente. • En este caso no conviene aplicar antiséptico. • Requiere atención médica inmediata.

- Acudir al médico rápidamente si la persona no nota el contacto de la mano con la herida que acaba de sufrir, porque es posible que se hayan dañado los nervios; si no puede hacer un movimiento concreto, seguramente los afectados sean los tendones.
- La consulta médica también es urgente si el sangrado no remite en 10 minutos o si la herida está en el rostro o cerca de los ojos.

IMPORTANTE
HERIDAS CON COLGAJO, APLASTAMIENTO O PÉRDIDA DE SUSTANCIA

Las heridas con colgajo (una porción de tejido se separa del cuerpo), por aplastamiento o con pérdida de sustancia (el tejido ha sido arrancado) pueden ser muy graves, dependiendo de la extensión y de la localización, y conviene llamar de inmediato a un servicio médico para seguir sus instrucciones y no empeorar el estado del enfermo.

Qué no debemos hacer

- Emplear alcohol para desinfectar la herida. Irritaría más la lesión y aumentaría el daño.
- Usar povidona yodada como desinfectante, si luego se trasladará a un centro médico, ya que tiñe y el profesional de emergencias no podrá evaluar su gravedad. En ese caso, es preferible el agua oxigenada.
- Aplicar algún tipo de crema o pomada, porque al médico le resultará más difícil hacer las curas y ver el estado de la herida.
- Usar algodón en rama porque quedarían restos en la lesión.
- Extraer objetos clavados en una herida grande, para no empeorar las lesiones. Es mejor sujetarlos para que se

muevan lo menos posible durante el traslado al centro médico o hasta que llegue el personal de emergencias.

- Seguir apretando una herida sangrante que empieza a adquirir una tonalidad violácea. Esa es la señal de que se está ejerciendo demasiada presión.

HIPERGLUCEMIA
Véase también «Hipoglucemia»

La hiperglucemia puede producirse en personas con diabetes que no se administran la cantidad necesaria de insulina o en las que su organismo consume más insulina de lo habitual. La hiperglucemia es un aumento de la glucosa en la sangre y, si es elevado, da lugar a trastornos generales progresivamente más graves (acidosis e incluso coma hiperosmolar).

Cómo se reconoce

- Un paciente que presenta hiperglucemia suele quejarse continuamente de tener mucha sed, debido a que la glucosa en exceso en la sangre se elimina por el riñón y arrastra agua.
- Abundante producción de orina.
- El aliento huele a acetona o fruta.
- Cansancio, dolor de cabeza, piel seca y caliente, visión borrosa, vómitos y dolor abdominal.
- Lengua seca, respiración rápida, pulso acelerado, sobre todo debido a la pérdida de líquido, con tendencia a la deshidratación.
- Somnolencia que puede llegar al coma diabético.

Qué debemos hacer

- Trasladar al enfermo al servicio de urgencias lo antes posible, para determinar adecuadamente la cantidad de glucosa en sangre (glucemia) y valorar la cantidad de insulina que necesita, probablemente por vía intravenosa, así como para controlar su correcta recuperación.
- Conviene proporcionar información detallada de lo que ha ocurrido en los días anteriores: cambio en la dieta;

malestar; ingestas de medicamentos puntuales que pudieran haber afectado la concentración de glucosa (por ejemplo, corticoides orales), si se ha sometido recientemente a una operación, etc.

Qué no debemos hacer

- Conducir. Si la persona con hiperglucemia está sola, debe localizar a alguien cercano, pero no intentar llegar por sus propios medios, y menos conduciendo, al servicio médico, ya que podría tener un accidente.

HIPOGLUCEMIA
Véase también «Hiperglucemia»

La hipoglucemia es el descenso de la concentración sanguínea de glucosa por debajo de los límites fisiológicos seguros que varían en función de la persona, por lo que la simple lectura de una cifra glucémica baja no debe interpretarse necesariamente como una hipoglucemia que requiera un tratamiento urgente. En el caso de la hipoglucemia, el organismo no puede realizar bien sus funciones y sufre una serie de trastornos que pueden conllevar a la muerte del paciente. Los casos graves solo acostumbran a producirse en enfermos de diabetes, cuando el diabético se administra una cantidad demasiado elevada de insulina con respecto a la que necesita en ese momento.

Cómo se identifica

- Suele haber taquicardia, palpitaciones, ansiedad, temblor, sudoración y sensación de hambre.
- También aparece dolor de cabeza, fatiga, alteraciones de la conducta, torpeza mental, visión borrosa, visión doble, falta de coordinación de los movimientos, cambios de la personalidad o amnesia.
- Si la falta de glucosa es muy importante, los síntomas pueden empeorar y aparecer alucinaciones, convulsiones, pérdida de conciencia y coma, e incluso la muerte, si no se trata a tiempo.
- En caso de diabetes, lo ideal es medir la glucosa en sangre mediante los medidores que utiliza habitualmente el enfermo. Los síntomas empiezan a aparecer con valores de glucosa inferiores a 60 mg/100 ml. Por debajo de 45 mg/100 ml, se trata de un caso muy grave, con alteraciones de la conciencia. En cualquier caso, no

es extraño que una persona con concentraciones superiores a 60 mg/100 ml de glucemia presente síntomas leves; y tampoco es excepcional que alguien con valores inferiores a 30 mg/100 ml apenas se queje de cierto mareo, sin presentar otros síntomas.

Qué debemos hacer

- Si han aparecido signos de alteración del nivel de conciencia, hay que llevar rápidamente al enfermo a un centro de urgencias.
- Si está consciente, preguntarle si es diabético. Si lo es, es muy probable que entre su arsenal para hacer frente a los problemas que pueda presentar su enfermedad, disponga de glucagón autoinyectable. Este tratamiento aumenta la concentración de glucosa en la sangre de manera muy rápida, resolviendo la situación en pocos minutos. Administrárselo siguiendo las indicaciones del envase.
- Llevarlo a un lugar tranquilo y abrigarlo.
- Si no tiene glucagón, llevarlo a un centro médico. En algunos casos, puede ser útil administrarle hidratos de carbono de absorción rápida (un terrón de azúcar, un caramelo, chocolate, una bebida azucarada), pero conviene consultarlo vía telefónica con algún profesional del servicio de urgencias (llamar mientras se traslada al enfermo al centro médico).

Qué no debemos hacer

- Administrar azúcar o bebidas, si se produce una alteración de la conciencia. En este caso, hay que llevar rápidamente al enfermo al hospital.

HIPOTERMIA O TEMPERATURA CORPORAL BAJA

Es un descenso de la temperatura corporal por debajo de 95 °F (medida en el recto), que no siempre ocurre cuando se está sometido a bajas temperaturas. Puede darse a temperaturas más elevadas; incluso en el agua, como ocurre en caso de naufragio en el mar. La temperatura no es lo suficientemente baja para producir un congelamiento, pero el afectado sufre una serie de trastornos debidos a la redistribución de la sangre que experimenta su organismo para intentar mantener el calor en los órganos vitales, en especial el corazón, el cerebro y los riñones.

SÍNTOMAS	GRADO DE HIPOTERMIA	TEMPERATURA RECTAL
Apatía, decaimiento, piel fría, escalofríos y cierta confusión.	Leve	95-89.6 °F
Mucosas azuladas, arritmia, presión baja, rigidez muscular (ya no hay escalofríos), respiración lenta.	Moderada	89.6-82.4 °F
Parece que no respira, falta de reflejos, rigidez, pupilas fijas.	Grave	Menos de 82.4 °F

Qué debemos hacer

- Avisar a los servicios médicos de inmediato en caso de hipotermia grave.
- Hay que lograr que el afectado recupere la temperatura corporal normal, pero de forma gradual, para que los vasos sanguíneos se dilaten poco a poco. Si se hace de forma rápida, la dilatación es demasiado brusca y la sangre se enfría todavía más.

- Llevar al afectado a una habitación cerrada y caliente, quitarle la ropa mojada (si es el caso) y ponerle ropa cálida y seca.
- Aumentar su temperatura corporal desde fuera de forma progresiva, lentamente, envolviéndolo en mantas y en ropa cálida.
- Solo en casos de hipotermia leve se puede aumentar la temperatura corporal metiéndolo en una bañera con agua templada, que se irá calentando progresivamente hasta unos 104 °F.
- Si está consciente, darle bebidas calientes y azucaradas que no contengan alcohol.
- Mantenerlo en reposo y en posición tumbada. Si existe la posibilidad de vómito, es mejor colocarlo en posición lateral de seguridad.
- Si está inconsciente, prepararse para una posible reanimación cardiorrespiratoria (CPR) (ver página 142).
- Sea cual sea su estado y el resultado de la actuación, una persona que ha sufrido una hipotermia debe ser trasladada a un centro médico para que se le realice un examen completo.

Qué no debemos hacer

- Intentar evitar que tirite.
- Sumergirlo o ducharlo con agua caliente en caso de hipotermia moderada o grave.

ICTUS O ACCIDENTE CEREBROVASCULAR (ACV)

Con el término ictus (también conocido como accidente cerebrovascular, hemorragia o infarto cerebral), se definen una serie de trastornos que se deben a una disminución de la llegada de sangre a una parte determinada del cerebro. Y eso puede ocurrir porque un vaso sanguíneo esté obstruido o porque se haya roto y provoque una hemorragia. Las consecuencias y secuelas dependerán de la extensión de la zona afectada.

Cómo reconocerlo

A veces, el área dañada es tan pequeña que la persona se recupera de inmediato o sin percibir el microictus, pero si se trata de algo grave los síntomas aparecen de forma más o menos brusca, en minutos.

- Puede existir una disminución del nivel de conciencia mayor o menor, que, en ocasiones, llega al coma.
- Es frecuente observar parálisis de una parte del cuerpo (derecha o izquierda), desviación de la boca, falta de coordinación de los movimientos, dificultad para expresarse o para reconocer los objetos, dolor de cabeza y vómitos.
- Confusión intermitente. Si el paciente pierde la conciencia y la recupera en unos minutos (o hay gran confusión momentánea), podría tratarse de un hematoma subdural, en el que el coágulo se forma poco a poco. Hay que estar atentos, porque, pasados unos 20 minutos, la persona puede notar pérdida de fuerza o parálisis en un lado del cuerpo, dilatación de la pupila de un ojo, dificultades para expresarse, etc.
- Dolor de cabeza repentino y muy intenso. Acompañado de vómitos sin náuseas y en chorro, rigidez de nuca,

confusión y somnolencia. Si el cuadro empeora, aparecen signos locales, como pérdida de fuerza o parálisis en un lado del cuerpo, etc. Si la hemorragia no cede, el enfermo entra en coma y puede morir.

LA PRUEBA DE UN MINUTO
(BASADA EN LA ESCALA DE CINCINATTI)

Recibir atención médica en menos de dos horas es fundamental para que no se tengan secuelas graves. Esta prueba permite saber rápidamente se si está sufriendo un ictus. Si no puede realizar lo solicitado, avise urgentemente al 911.

- Pídale que sonría.
- Pídale que diga una frase corta y sencilla como «Mi nombre es...».
- Pídale que levante los dos brazos y los mantenga rectos.

Qué debemos hacer

- Avisar a los servicios de urgencias lo antes posible. Esto permitirá identificar al paciente, notificar que está sufriendo un ictus y trasladarlo al hospital. Así se puede poner en marcha el proceso intrahospitalario de diagnóstico y cuidados mientras el paciente llega a urgencias. Así se pueden prevenir muchas secuelas neurológicas.
- Controlar los signos vitales: pulso y respiración.
- Si está consciente, hay que intentar tranquilizarlo. Es posible que el hecho de no poder expresar lo que le ocurre lo ponga muy nervioso. Hablarle pausadamente lo ayudará.
- Si está inconsciente y no respira, realizar la reanimación cardiopulmonar (CPR).

- Si ha perdido la consciencia pero respira, colóquelo en la posición lateral de seguridad (ver página 41), excepto si ha sufrido traumatismo craneal (al caer), en cuyo caso, no debe moverse.

Qué no debemos hacer

- Darle de comer o de beber, porque la deglución puede estar alterada y podría aspirar el alimento o el líquido.
- Precipitarse. Por lo general, es preferible esperar al servicio de emergencias, que llevará al paciente a un hospital con unidad de ictus. Si los familiares lo llevan a un centro sin especialistas, puede retrasarse el tratamiento (ya que lo reenviarán a uno que sí tenga esa unidad específica).

INSOLACIÓN
Véase también «Golpe de calor», «Hipertermia»

La exposición prolongada al sol, especialmente de la cabeza y la nuca, puede producir una serie de trastornos generales y locales, como alteraciones que afectan a la piel expuesta y la pérdida de líquido y sales (que da lugar a la deshidratación), los cuales pueden ser graves, aunque no tanto como en el caso del golpe de calor.

Cómo se reconoce

- La piel está muy caliente, sudorosa y roja; puede tener quemaduras de primer o de segundo grado.
- La temperatura general del cuerpo también suele estar elevada, como si tuviera fiebre.
- Pueden aparecer dolor de cabeza, náuseas, visión borrosa y cansancio.
- Es posible que el afectado no tenga sed, como sería de esperar, porque la pérdida de sales junto con el agua no estimula los centros de la sed del cerebro.

Qué debemos hacer

- Trasladar al afectado a un lugar fresco y a la sombra, y tumbarlo con la cabeza un poco elevada.
- Enfriarle el cuerpo, sobre todo la cabeza y la nuca, utilizando para ello toallas mojadas en agua, que se deben cambiar a medida que se calientan.
- Si el nivel de conciencia es normal, darle de beber abundante agua (pero a pequeños sorbos) o, si es posible, una bebida isotónica o un poco de agua en la que se haya disuelto una pequeña cantidad de sal.

- Darle masajes en las extremidades (brazos y piernas) si se queja de calambres.
- Si las molestias no mejoran, trasladarlo a un centro hospitalario.

Qué no debemos hacer

- Darle bebidas alcohólicas o medicamentos.
- Darle de beber líquidos muy fríos.
- Administrar antitérmicos para bajar la temperatura si tiene fiebre. Es preferible esperar a recibir el consejo de un profesional.
- Si vomita, darle algo de comer o de beber. Conviene tumbarlo de costado mientras vomita y luego trasladarlo al hospital.

INTOXICACIÓN POR HUMO O GASES
Véase también «Intoxicación por medicamentos», «Intoxicación por productos químicos», «Intoxicación por setas»

Los gases que causan intoxicaciones con mayor frecuencia son el monóxido de carbono (especialmente por combustión incompleta en estufas y chimeneas, así como por tener el motor del automóvil encendido en un lugar pequeño y cerrado), el gas butano y el gas natural o gas metano (todos ellos se emplean en nuestras viviendas para cocinar o dar calor).

En estos casos, el producto tóxico penetra por las vías respiratorias y pasa rápidamente a la sangre.

Si se trata del humo de un incendio, las sustancias inhaladas son múltiples y también dependen de los productos que se están quemando. Un factor agravante es la temperatura elevada del humo, que produce lesiones en los pulmones.

SÍNTOMAS HABITUALES
• Náuseas y vómitos
• Dolor de cabeza
• Alteraciones de la visión o la audición
• Tos y ronquera en caso de incendio
• Confusión, debilidad y falta de reflejos
• Dificultad para respirar
• Convulsiones y coma
• Piel color rojo cereza (en el caso de inhalación grave de monóxido de carbono); piel color chocolate (si la intoxicación es debida a otro tipo de gases).

Qué debemos hacer

- Avisar a los bomberos o a los servicios de emergencias.
- Después, alejar al afectado (si es posible) del lugar donde se encuentra el tóxico.
- Si se trata de gas, apagar la fuente que lo produce y abrir las ventanas.
- Si se trata del humo de un incendio, hay que protegerse colocando una toalla o un pañuelo mojado alrededor de la boca y la nariz. Si hay gran cantidad de humo, caminar lo más pegado posible al suelo (donde el humo está menos concentrado y es menos tóxico).
- Una vez en lugar seguro, examinar sus constantes vitales: si no respira, iniciar las maniobras de reanimación cardiopulmonar (CPR) (ver página 142).
- Si el afectado está inconsciente pero respira, hay que colocarlo en posición lateral de seguridad (ver página 41) para evitar que aspire un posible vómito y esperar a los servicios de emergencias.
- Si no hay más remedio que trasladarlo a un centro médico (y está consciente), hacerlo en posición semisentada para que no empeore la inflamación de las vías aéreas o el edema de pulmón. Vigilar en todo momento que no vomite, por si se ahoga.

Qué no debemos hacer

- Ponernos en peligro; entrar solos en un lugar con humo o con gases, si no es imprescindible o se hace atados con una cuerda para poder ser rescatados en caso de problemas.
- Si se trata de gas, no encender una luz ni elementos que produzcan chispas (encendedor, etc.), pues se podría provocar una explosión.

INTOXICACIÓN POR MEDICAMENTOS
Véase también « Intoxicación por humo o gases», «Intoxicación por productos químicos», «Intoxicación por setas»

La mayor parte de los medicamentos pueden producir intoxicación si se ingieren en cantidades superiores a las normales, ya sea por error o porque a la persona le funcionan mal determinados órganos, como el riñón o el hígado.

En el supuesto de un intento de suicidio, las dosis son mayores y también las consecuencias y los síntomas.

Qué debemos hacer

- Llevar al intoxicado al servicio de urgencias lo antes posible o avisar a urgencias (911), puesto que todas las intoxicaciones por medicamentos son potencialmente graves.
- Si la persona está inconsciente o tiene un nivel de conciencia alterado, pero respira, hay que colocarlo en la posición lateral de seguridad mientras se espera que llegue la ambulancia.
- Si está consciente y no presenta otros síntomas graves, provocar el vómito. Se puede hacer dándole de beber un vaso de agua tibia con 2 cucharaditas de sal. Solamente es útil si hace poco que ha tomado el medicamento (no más de 90 minutos, que es el tiempo aproximado en que lo que se ingiere permanece en el estómago, antes de pasar al intestino delgado).
- Administrar carbón activado, si se dispone de este producto. La dosis es de 1 g por cada kilo de peso de la persona afectada, disuelto en un vaso de agua. El carbón activado impide la absorción del medicamento que todavía se encuentra en el estómago.

- Controlar las constantes vitales en espera de los servicios médicos.
- Recoger en un frasco muestras de vómito (si se produce), así como los vasos y tarros vacíos, envases de medicamentos o cualquier elemento que pueda servir para identificar el producto causante de la intoxicación.

Qué debemos hacer en niños

- Ante la sospecha de que un niño ha ingerido un medicamento en dosis elevadas y si el niño se encuentra bien, hay que provocar el vómito dándole agua templada con sal o un producto emético (provocador del vómito) y guardar en un frasco lo expulsado del estómago, si no se sabe de qué medicamento se trata, para poder llevar a cabo un análisis del mismo en caso de que sea necesario.
- A continuación, hay que llevarlo al servicio de urgencias.

Qué no debemos hacer

- Ponerse nervioso o asustar al afectado.
- Provocar el vómito si la persona está inconsciente o tiene un nivel de conciencia alterado, puesto que podría aspirarlo y empeorar la situación.

INTOXICACIÓN POR PRODUCTOS QUÍMICOS

**Véase también «Intoxicación por humo o gases»,
«Intoxicación por medicamentos»,
«Intoxicación por setas»**

La ingesta de productos de limpieza no cáusticos, pegamentos o colas, productos cáusticos (cloro, solución de ácido clorídrico, amoníaco), derivados del petróleo, matarratas, insecticidas, pesticidas o herbicidas pueden ocasionar daños graves en el organismo.

Qué debemos hacer

- Avisar a los servicios de urgencias cuanto antes (911).
- Intentar averiguar qué ha tomado y leer la etiqueta, porque en ocasiones incluyen directrices en caso de ingestión accidental.
- Para mayor seguridad, y mientras se espera la atención médica, llamar al Instituto Nacional de Toxicología (915620420), para que indiquen qué hacer, en función de la sustancia o medicamento ingerido. Dar detalles del producto y seguir sus instrucciones.
- Si el afectado está inconsciente, pero respira, colocarlo en posición lateral de seguridad (ver página 41) y controlar sus constantes vitales de forma regular.

¿CUÁNDO SE PUEDE INDUCIR EL VÓMITO?

- Para provocar el vómito han de haber pasado menos de 90 minutos o 2 horas desde que se ingirió el producto químico. Aproximadamente, este es el tiempo que pasa el contenido ingerido en el estómago. Una vez que sale de él y llega al intestino delgado, vomitarlo es más complicado.

- La persona está consciente, nunca cuando está desorientada y menos aún, somnolienta o inconsciente. Esto es especialmente importante en el caso de los derivados del petróleo, ya que son muy agresivos para los pulmones y, si pasan al pulmón a través del vómito, pueden dar lugar a un cuadro neumónico muy grave.

- El producto ingerido no es un cáustico, ya que el producto cáustico daña por contacto y, si vuelve a pasar por donde ya ha pasado, lo más probable es que lesione de nuevo la zona, pudiendo llegar a generar un cuadro de esofagitis o gastritis grave, que incluso puede derivar en una perforación.

Productos de limpieza no cáusticos (jabones, suavizantes, etc.)

- Si el afectado está consciente, conviene hacerle beber agua mezclada con 6 claras de huevo por cada litro o conseguir que tome un poco de aceite de oliva (actúa como antiespumante, tamponando, y por tanto, impidiendo, la irritación que podría causar el detergente sobre la mucosa del estómago o el intestino).
- Debe beber poco a poco, pero en una cantidad abundante, para diluir de esa manera el contenido del producto en el estómago y evitar así que el tóxico actúe. Los servicios de urgencias telefónicos pueden proporcionar información concreta sobre la forma de actuar mientras se

espera la llegada de la ambulancia, si se conoce el tóxico exacto que ha originado el problema.

SÍNTOMAS Y GRAVEDAD SEGÚN EL PRODUCTO INGERIDO		
	INTOXICACIÓN LEVE	INTOXICACIÓN GRAVE
Productos de limpieza no cáusticos: jabones, detergentes, lavavajillas, suavizantes, etc.	• Náuseas y vómitos • Dolor abdominal • Diarrea • A veces, tos seca	• Confusión • Agitación • Dificultades respiratorias • Convulsiones
Productos cáusticos/ corrosivos: cloro, solución de ácido clorídrico o amoníaco	• Dolor quemante intenso en la boca, la garganta y el centro del pecho • Salivación importante • Dificultad o imposibilidad de tragar • Pérdida de la voz, a veces • Úlceras en la boca o en cualquier otra parte del tracto digestivo • Expresión de angustia • Agitación • Dificultades respiratorias • Convulsiones • Hipotensión y *shock* • Confusión y coma	
Derivados del petróleo: quitamanchas, aguarrás, gasolina, insecticidas y disolventes de pintura (halogenados)	• Aliento con olor característico del producto • Malestar general y mareo • Náuseas y vómitos • Somnolencia • Neumonía por aspiración	
Limpiacristales, alcohol de quemar, antisépticos domésticos, anticongelante (alcoholes como etanol, metanol y etilenglicol)	• Intoxicación importante • Síntomas respiratorios, neurológicos y renales (con posibilidad de fallo renal agudo)	

Productos cáusticos (cloro, solución de ácido clorídrico, amoníaco)

- Avisar a los servicios de urgencias e intentar identificar el tóxico ingerido (suele ser fácil por el olor).
- Eliminar cualquier resto del tóxico que pueda tener el afectado en la piel, la ropa o los ojos.
- Se le puede dar un antiemético (si se dispone de este tipo de fármacos contra las náuseas y el personal médico ha dado el visto bueno en la consulta telefónica), para evitar el vómito y que el tóxico no pase de nuevo por el esófago, ya que generaría un daño mayor.

Derivados del petróleo (quitamanchas, aguarrás, gasolina, etc.)

- Si el enfermo vomita espontáneamente, es importante recoger una muestra del vómito para que el laboratorio del hospital pueda identificar el producto causante de la intoxicación.
- Quitar la ropa si está impregnada del tóxico y, si se ha manchado la piel del afectado, lavarla con abundante agua corriente.

Qué no debemos hacer

- Provocar el vómito (ante la duda es mejor no provocarlo nunca, ya que algunos productos tóxicos producirían lesiones todavía más graves al volver a pasar por el esófago y por la boca).
- Impedir el vómito si es espontáneo.
- Administrar bebidas o comida, ni siquiera agua, ni ningún otro producto supuestamente destinado a neutralizar lo que ha ingerido.

INTOXICACIÓN POR SETAS
Véase también «Intoxicación por humo o gases», «Intoxicación por medicamentos», «Intoxicación por productos químicos»

Conviene actuar con mucha cautela a la hora de recogerlas (informarse bien o ir acompañado de un experto) y estar atento por si, pasadas varias horas tras su ingestión, aparecen síntomas extraños, ya que, muchas veces, la intoxicación no se manifiesta de forma inmediata.

En algunos tipos de setas, basta con una dosis muy pequeña (de 0.1 mg/kg de peso, es decir, un ejemplar de unos 20 g) para ocasionar consecuencias fatales.

Qué debemos hacer

- Trasladar a la persona intoxicada a un centro hospitalario para que se lleve a cabo un diagnóstico y un control adecuados.
- Anotar el momento en que empiezan los síntomas y llevar consigo los restos de setas, si es posible.
- Si se espera a que acuda el servicio de emergencias, colocar al afectado en una posición cómoda, preferiblemente acostado, y estar pendiente de él por si tuviera convulsiones.
- Si así lo indica telefónicamente el médico consultado en un primer momento, administrarle agua azucarada o infusiones para que no se deshidrate. Debe beber muy despacio para comprobar la tolerancia a los líquidos y evitar las náuseas y los vómitos.
- En algunos casos, está indicado provocar el vómito (consultarlo telefónicamente con el servicio médico), siempre y cuando el enfermo esté consciente. Después se puede

administrar carbón activado. La dosis es de 1 g por cada kilo de peso de la persona afectada, en un vaso de agua. El carbón activado impide la absorción del veneno que todavía se encuentra en el estómago.

- En caso de aparición tardía de los síntomas, sean cuales sean estos, hay que trasladar rápidamente al afectado al hospital, porque los profesionales médicos deben monitorizar con urgencia la coagulación y las funciones del hígado y del riñón para evitar consecuencias irreversibles.

Qué no debemos hacer

- Provocar el vómito si el enfermo está grave o presenta alteraciones del nivel de la conciencia.

CÓMO SE RECONOCE	
Se identifica en función de la aparición de las primeras señales de alerta. Pueden surgir de forma casi inmediata tras comer la seta o varias horas después (en este último caso, se incluyen las más dañinas, como la *Amanita phalloides*).	
Aparición de los primeros síntomas	¿Es grave?
En las primeras 6 horas posteriores	• Predominio de síntomas digestivos que empiezan con molestias gastrointestinales (náuseas, vómitos y diarrea); luego aparece sudoración, aumento de la producción de saliva, descenso de la presión arterial y de la frecuencia cardíaca y disminución del tamaño de la pupila. • Síntomas neurológicos: visión borrosa, pupilas dilatadas, aumento de la frecuencia cardíaca, confusión mental, excitación y conducta extraña (la llamada «borrachera por setas», y se alternan momentos de euforia con otros de agitación e incluso agresividad). • Raras veces tiene consecuencias graves (aunque algunas setas sí pueden provocar daños internos muy rápidamente). De todas formas, siempre conviene que un médico vea a la persona afectada.
Entre las 6 y las 24 horas posteriores	• La intoxicación es más grave: presencia de gastroenteritis aguda con diarrea, dolor abdominal, náuseas y vómitos que pueden deshidratar al afectado, insuficiencia renal. • Al tercer día, aparecen ya los síntomas propios de una intoxicación hepática: ictericia o color amarillento de la piel y las mucosas, dolor en el costado (en el hígado), gran malestar general y posible hemorragia interna.
Tras 24 horas	• El desequilibrio orgánico puede ser muy grave, la persona afectada tendrá un gran malestar y pueden aparecer síntomas de todo tipo. Hay que acudir urgentemente a un servicio médico.

LUXACIÓN
Véase también «Fractura ósea», «Torcedura o esguince»

A causa de un traumatismo o de un movimiento muy brusco, un hueso se sale de la articulación que le corresponde, sin romperse. Se diferencia del esguince porque, cuando un hueso está luxado, la mayoría de las veces no vuelve espontáneamente a su posición normal. Las luxaciones más frecuentes son las de cadera y las de hombro, pero pueden luxarse también otros huesos, como la rodilla, el codo o un dedo. En los niños es habitual la luxación del codo como consecuencia del movimiento brusco que un adulto hace al llevarlos de la mano y tratar de evitar un peligro o incitarlos a caminar más deprisa.

Subluxación de la cabeza del radio

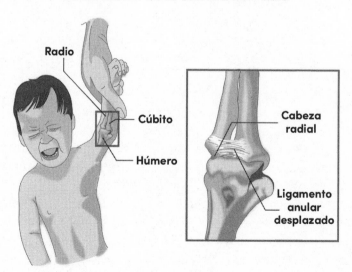

Radio

Cúbito

Húmero

Cabeza radial

Ligamento anular desplazado

El movimiento

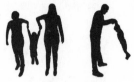

No levantar al niño
tomándolo de las manos
o de las muñecas

La maniobra

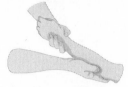

Solo el médico debe
acomodar el ligamento
que sale de su lugar

Cuando el niño se disloca el
codo no para de llorar

La recuperación

Luego de la intervención
médica, la recuperación
es inmediata

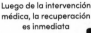

Cómo se reconoce

- La luxación da lugar a un dolor local muy intenso, como ocurre en el caso de una fractura, con la que puede confundirse.
- La articulación afectada se encuentra deformada, así como la longitud del miembro, que suele acortarse.
- Resulta imposible o muy difícil mover la articulación, además de muy doloroso. Según hacia dónde se luxe cada miembro de la articulación, estará limitado el movimiento en uno o varios ejes.
- La zona está inflamada, a veces con hematoma por encima de la misma. En el caso del hombro, ese hematoma aparece en la axila.
- En caso de luxación del codo en un niño pequeño, este llora y se sujeta el brazo dañado junto al cuerpo, sin dejar que nadie lo toque.

- En algunos casos nos costará distinguirlas de las fracturas óseas o los esguinces, para lo que nos resultará útil utilizar la tabla de la página 172.

Qué debemos hacer

- Llevar al afectado al servicio de urgencias o, en caso de luxación de una articulación mayor, llamar a una ambulancia.
- Mantener a la persona afectada en reposo.
- Inmovilizar la articulación afectada si es necesario, en caso de que los servicios médicos se encuentren lejos y haya que trasladarlo por cuenta propia.

Qué no debemos hacer

- Mover el miembro afectado.
- Intentar recolocar el hueso desplazado, para evitar el riesgo de lesión vascular o nerviosa tras dicha maniobra.
- Administrar medicamento, por si más tarde el médico debe reducir la luxación con ayuda de anestesia.

MORDEDURA
Véase también «Picadura»

Se trata de una lesión cutánea más o menos importante producida por la mordedura de un animal, como un perro, un gato, una serpiente, etc. La boca de estos animales, y también la humana, tiene una flora bacteriana capaz de producir infecciones muy molestas, por lo que es muy importante desinfectar bien la herida lo antes posible.

Qué debemos hacer

- Se debe acudir al médico siempre, sobre todo si la persona tiene las defensas bajas o sufre de una enfermedad crónica que le haga más difícil luchar contra una posible infección.
- Si se trata de un animal doméstico conocido y sano, limpiar bien la herida con agua y jabón y aplicar un antiséptico (mejor el agua oxigenada, porque la povidona yodada colorea la piel y luego el médico no podrá reconocerla bien, rápidamente). Muchos médicos de urgencia recomiendan no cubrir la herida ni aplicar pomadas.
- En el caso de que se trate de una extremidad, mantenerla en alto para facilitar la circulación venosa de esa zona y reducir la hinchazón.
- Si se trata de un animal desconocido, actuar de la misma manera pero acudir cuanto antes al servicio de urgencias para valorar la mejor forma de actuar: vacunación antirrábica, antitetánica, profilaxis antibiótica, etc.

Qué no debemos hacer

- En mordeduras de perros o gatos, aplicar pomadas o vendar la zona.

IMPORTANTE
LA MORDEDURA DE SERPIENTE

Cómo se reconoce

- Si no es venenosa, la herida no duele ni está hinchada (solo habrá dos hileras de puntitos iguales y paralelos que apenas sangran).
- Si es venenosa, la mordedura tendrá una marca con dos puntos rojos; el dolor aparece enseguida y, la hinchazón, al cabo de 10 minutos de haberse producido la mordedura.

Qué debemos hacer

- Ante todo, tranquilizar a la persona afectada y decirle que permanezca en reposo para retardar la absorción del veneno.
- Limpiar y desinfectar bien la herida, y trasladar al afectado a un servicio de urgencias sin que se mueva demasiado.
- Es importante identificar el tipo de animal para que el especialista sepa cuál es el suero idóneo.
- Conviene quitar todos aquellos complementos que puedan presionar la zona (anillos, relojes, tobilleras, etc.).
- Valorar la apariencia de la persona afectada y sus constantes vitales (pulso, tono de la piel, etc.) mientras se espera asistencia o durante el traslado.

Qué no debemos hacer

- Zarandearlo o pretender que se mueva en exceso.
- Hacer torniquetes o aplicar compresas frías.

- Seccionar la piel o succionar el veneno. Si el paciente no puede ser atendido por un profesional médico y quien lo auxilia tiene formación en esta asistencia, algunos expertos recomiendan hacerlo, pero no con la boca, sino con algún elemento que sirva de ventosa.
- Darle bebidas alcohólicas.

PARO CARDÍACO
Véase también «Paro respiratorio»

Que se detengan los latidos del corazón constituye la situación más grave que puede presentarse y es el resultado final de accidentes muy graves, hemorragias importantes, accidentes cerebrovasculares, ciertas arritmias cardíacas y diversas enfermedades agudas.

Cómo se reconoce

- **Pérdida de la conciencia.** Lo primero que hay que hacer, si el afectado está quieto e inmóvil, es acercarse y hablarle. En el caso de que la persona no conteste, hay que estimularla para observar su reacción. Podemos tocarle un hombro, pellizcarla suavemente, etc., siempre sin moverla del lugar en el que se halla postrada. Si no se produce ninguna reacción, se puede considerar que se encuentra inconsciente y, por lo tanto, su estado puede ser muy grave.
- **Ausencia de la respiración.** Para asegurarse de si respira, o no, puede observarse el tórax del afectado y ver si se mueve; acercar la cara a su boca para escuchar la salida de aire y sentir su calor, o también acercar el dorso de la mano para sentir el aire cálido exhalado. Hay personas que utilizan unos lentes o un reloj para ver si se empañan con la exhalación del paciente explorado.

Qué debemos hacer

- Al encontrarse con una persona tendida en el suelo, lo primero que se debe hacer es acercarse con cuidado evitando cualquier peligro, tanto para la persona tumbada en el suelo como para la que acude a socorrerla. Se tendrá en cuenta la circulación de los automóviles, un posible desnivel del terreno, etc.

- A continuación, se tratará de estimular a la persona que está en el suelo con una palmada en la cara, zarandeándola y preguntándole qué le sucede. Esto permite constatar el grado de conciencia del afectado.

- Avisar al 911 de que se está acompañando a una persona que se encuentra en paro cardíaco e informar la ubicación, para que puedan acudir con el personal y el material necesario.

- Si existe la posibilidad de encontrar un desfibrilador, hay que utilizarlo, ya que es este aparato el que salva vidas, en caso de paro cardiorrespiratorio. La maniobra de reanimación cardiopulmonar (CPR) solo ayuda a mantener la circulación y la respiración, pero no revierte la situación que causó el paro cardiorrespiratorio.

- Si el afectado está inconsciente, observar si respira. Si no lo hace, indicarlo al 911. El motivo de comprobar ambas cosas es que, en función de lo que le pasa al paciente (está consciente o inconsciente; respira espontáneamente, o no), el grado de urgencia que le otorgarán los servicios de emergencias y el protocolo de actuación que pondrán en marcha o la ambulancia que enviarán serán muy diferentes. Si está inconsciente y no respira hay que practicar la maniobra de reanimación cardiopulmonar.

- Se debe actuar con inmediatez y proceder a la reanimación lo antes posible.

- Para intentar reanimar al paciente, la técnica más adecuada es el masaje cardíaco externo que explicamos, paso a paso, en las páginas 142-144. Al presionar con fuerza sobre el pecho, el corazón se comprime y expulsa la sangre de su interior, que pasa al torrente circulatorio y, de ahí, al resto del cuerpo. Cuando el corazón se detiene, también lo hace la respiración; por lo tanto, hay que alternar el masaje cardíaco con una técnica de reanimación respiratoria, como el boca a boca, que se describe en la página 146.

Qué debemos hacer en niños y bebés

- En primer lugar, como en el caso de los adultos, se debe pedir ayuda (sin dejar al niño solo) y, mientras acude la asistencia, colocarlo boca arriba (vigilando que ni la cabeza ni el cuello estén torcidos), con las extremidades alineadas.
- También en el caso de los más pequeños deberemos comenzar la reanimación cuanto antes, si es posible en los 3 minutos posteriores al paro cardiorrespiratorio.
- Si se trata de un bebé de menos de un año, se colocan dos dedos en el esternón (justo debajo de la línea imaginaria que une ambos pezones) y se hacen 30 presiones rítmicas y sin pausa.
- Si es un niño mayor de un año, se coloca el talón de la mano (el final de la palma) sobre el esternón (justo debajo de la línea que une ambos pezones) y la otra se coloca cubriendo la primera, al mismo tiempo que se entrelazan los dedos de ambas manos. Se realizan las presiones (apoyando únicamente el talón).
- En el caso de que el niño tenga más de ocho años, se siguen las mismas instrucciones dadas para los adultos en el paso a paso descrito en las páginas 142-144.
- En todos los casos, seguir con la reanimación (realizando 30 presiones y dos insuflaciones en la boca, o cubriendo la boca y la nariz en los bebés) hasta que llegue el servicio médico o hasta que el niño recupere la respiración y el latido cardíaco.

Qué no debemos hacer

- Introducirle agua o medicamentos en la boca, en ninguna circunstancia.
- Esperar a realizar la reanimación. A partir de los 5 minutos sin latido cardíaco, el cerebro puede resultar dañado (y quedar con secuelas neurológicas por falta de irrigación sanguínea), aunque la persona se recupere.
- Interrumpir la reanimación una vez iniciada, a no ser que se recupere, lleguen los servicios médicos o la persona que auxilia se encuentra agotada.
- Separar las manos del tórax o doblar los brazos mientras se hacen las compresiones sobre el pecho, pues podríamos perder el punto de contacto idóneo sobre el que realizar las compresiones y que estas no resultasen tan eficaces.

IMPORTANTE
CÓMO REALIZAR LA REANIMACIÓN CARDIORRESPIRATORIA (CPR)

- Colocar rápidamente al enfermo boca arriba sobre una superficie dura (en caso de duda sobre lo que le ha pasado, lo mejor es no moverlo). La cama no es un lugar adecuado, puesto que se hundirá al hacer presión sobre el pecho; debe estar en el suelo o, al menos, el tórax ha de estar sobre una superficie dura.
- Darle un fuerte golpe en el pecho con el puño cerrado. Ciertas arritmias se recuperan (en algunos casos) con este golpe, aunque son las situaciones menos frecuentes.
- Arrodillarse al lado del enfermo, a la altura de sus hombros.
- Localizar el lugar donde apoyar el talón de la mano (la parte de la palma más cercana a la muñeca) al hacer el masaje. Este punto se encuentra sobre el esternón (el hueso del centro del pecho al que llegan las costillas), a dos dedos de su extremo inferior.

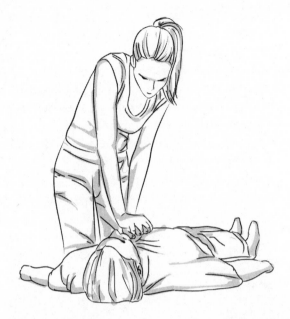

- Colocar el talón de la mano izquierda (la derecha si se es zurdo) sobre este punto y la otra mano sobre la primera. La que queda arriba es la que dirige el movimiento y la que hace más fuerza.
- Entrelazar los dedos para que no se presione directamente sobre las costillas.
- Presionar sobre este punto del tórax con las dos manos superpuestas y sin doblar los codos, de forma que la fuerza no la realicen solo los brazos sino toda la parte superior del cuerpo, que se deja caer sobre el enfermo. El masaje es eficaz cuando el tórax se hunde lo suficiente para comprimir el corazón (aproximadamente unos 5 o 6 cm en un adulto).
- El ritmo del masaje ha de ser lo más cercano posible a 100 latidos por minuto y debe alternarse con la reanimación respiratoria (ver página 146). Se realizan 30 com-

presiones cardíacas y dos insuflaciones de aire, y se repite el ciclo.

- Hay que comprobar de vez en cuando si el paro cardíaco se mantiene; por ejemplo, cada cinco minutos. También es una buena idea conseguir que alguien anote o recuerde la hora exacta en que se ha iniciado la reanimación, para poder informar al equipo médico cuando llegue o para tener una idea del tiempo que se lleva con el masaje.

- Si hay dos personas junto al paciente, es preferible que una lo haga todo (presiones e insuflaciones) y que, cada dos minutos, se vayan turnando.

- Si se encuentra en un centro comercial o en algún lugar público, lo más adecuado es preguntar si tienen un desfibrilador semiautomático. Gracias a ese aparato se salvan muchas vidas.

PARO RESPIRATORIO
Véase también «Paro cardíaco»

La detención de la respiración o la respiración agónica (por una insuficiencia respiratoria grave) es una situación extremadamente seria, que puede venir precedida de disnea (dificultad para respirar) o puede producirse en caso de accidente.

Por otra parte, debemos tener muy en cuenta que bastan unos pocos minutos de falta de oxígeno para que también se produzca un paro cardíaco.

Qué debemos hacer

- Asegurarse de que el paro respiratorio no se debe a la aspiración de un cuerpo extraño o de agua; se puede saber por el contexto (el enfermo estaba comiendo, nadando, etc.) o por lo que cuentan las personas que se encontraban con él.
- Colocar al enfermo boca arriba.
- Examinar con cuidado el interior de la boca para ver si hay algún objeto extraño, como una prótesis dentaria, un chicle, etc. También conviene comprobar que la lengua no está colocada hacia atrás, lo cual podría contribuir a la falta de aire.
- Colocar la cabeza en posición adecuada para la reanimación; para ello, se tira con cuidado del mentón hacia arriba a la vez que se presiona la frente hacia abajo.
- La técnica del boca a boca (ver página siguiente) es la más conocida, aunque no la única que puede aplicarse. En niños pequeños, es más útil la técnica boca a boca y nariz.
- En personas que han sufrido heridas en la boca, puede emplearse el boca a nariz, aunque es cierto que la cantidad de aire que le entra es sensiblemente inferior. Si se

trata de un paciente que ha sido sometido con anterioridad a una traqueotomía y lleva un orificio en la tráquea, se utiliza directamente este orificio.

IMPORTANTE
CÓMO SE REALIZA EL BOCA A BOCA
- Tapar la nariz del paciente con los dedos índice y pulgar de la mano que se tiene cerca de su frente.
- Llenarse los pulmones de aire, pegar los labios a los del enfermo de forma que no quede ningún resquicio por donde se pueda escapar el aire y vaciar lentamente el aire de los pulmones en su boca.
- Mientras se hace, hay que observarle el tórax para comprobar que se eleva; es el signo de que se está haciendo bien y también de que no existe ningún obstáculo en las vías aéreas.
- Dejar de aplicar la boca sobre la del paciente para que el aire pueda salir de sus pulmones. Volver a tomar aire.

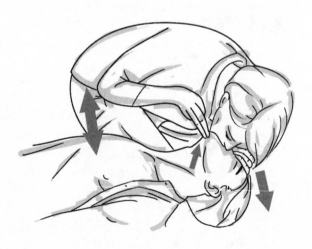

- Repetir la operación con una frecuencia de 12 a 14 veces por minuto, siempre manteniendo la mano en la barbilla (tirando ligeramente hacia arriba) y en la frente (presionando hacia abajo).
- Si comienza a respirar por sí mismo, dejar de aplicar la técnica y observar qué ocurre.
- Si la exploración de los signos vitales realizada al principio indica que el corazón tampoco funciona, hay que alternar el masaje cardíaco con la reanimación respiratoria (ver página 142).

Qué debemos hacer si se trata de un niño

- En niños pequeños, es más útil la técnica boca a boca y nariz: rodear con los labios del adulto la boca y la nariz del niño insuflando suavemente el aire a los pulmones a un ritmo de 20 insuflaciones por minuto.

Qué no debemos hacer

- Introducirle agua o medicamentos en la boca.
- Insuflar aire con demasiada fuerza.

PARTO INMINENTE

En la mayoría de los casos de parto inminente, la expulsión y el alumbramiento transcurren sin problemas, de modo que lo único que se requiere es asistencia y apoyo a la madre y al recién nacido, que después deben ser trasladados a un hospital para que profesionales competentes los evalúen.

Qué debemos hacer

- Si las contracciones no son continuadas (cada 5 o 20 minutos), quizá sea posible llegar a un centro médico para que la asistan (hay que calcular mentalmente el tiempo de llegada valorando factores como el tráfico, las condiciones de las carreteras, la hora, etc.). Durante el traslado, la embarazada debe ir tumbada sobre el lado izquierdo para que el peso del útero y del bebé no comprima los vasos sanguíneos que conducen la sangre a las piernas de la madre y al bebé.
- Si las contracciones son muy seguidas (cada 2 o 3 minutos) y la mujer siente ganas de empujar o de defecar, es señal de que el parto es inminente. En ese caso debemos:

    - ✓ Calmar a la mujer y colocarla en un lugar tranquilo, lejos de las miradas de los demás y lo más cálido posible si hace frío.
    - ✓ Preparar la habitación, proveerse de toallas, de sábanas limpias y de agua caliente.
    - ✓ Lavarse muy bien las manos (también el interior de las uñas) y los antebrazos con agua y jabón antes de asistirla.

- La mujer debe colocarse tumbada boca arriba o un poco incorporada (colocando almohadas o chaquetas bajo la cabeza y los hombros), con las piernas dobladas y los muslos separados, de modo que pueda hacer fuerza.

✓ Si hay tiempo, se lavan bien los genitales con agua y jabón, para evitar que el niño pueda contraer alguna infección al nacer. Una vez limpios, se colocan toallas o sábanas bajo las nalgas.

✓ Cuando se produzca una contracción, la mujer debe empujar con todas sus fuerzas para facilitar la progresión del bebé por el canal de parto. Cuando ceda la contracción, debe dejar de empujar (fase de descanso) y respirar profunda y tranquilamente.

✓ Si se observa la aparición de la cabeza, conviene realizar una protección del periné (los tejidos blandos que «cierran» por su parte inferior el hueco pelviano) para evitar que se desgarre al salir el niño. Para ello, se colocan las dos manos formando un círculo alrededor de la cabeza del niño y sobre el periné, ejerciendo una ligera presión hasta que haya salido la cabeza.

✓ Si el cordón umbilical se observa por delante del cuello del bebé, conviene liberarlo con cuidado, haciéndolo pasar por detrás, hacia la nuca del pequeño.

✓ Una vez que ha salido la cabeza, se deja que el proceso siga su curso natural sin intervenir. La cabecita girará, saldrá un hombro, luego el otro y por fin el resto del cuerpo.

• Cuando ya ha salido el bebé, se puede coger por los pies y colocarlo cabeza abajo (o situarlo de costado con la cabeza más baja que el cuerpo), para que salgan las secreciones y líquidos que pueda haber en las vías respiratorias y pueda respirar espontáneamente. A continuación, se tapa bien para evitar que se enfríe, y después se coloca sobre el abdomen de la mujer.

- ✓ Se observa el cordón umbilical y, cuando deje de latir, se liga con un cordón o con un hilo lo más limpio posible (si se ha tenido tiempo, lo mejor es hervirlo antes). Se realizan dos ligaduras, la primera a unos 15 cm del ombligo y la segunda unos 5 cm más lejos. Se aprietan bien los nudos y se corta el cordón entre las dos ligaduras.
- ✓ Si el niño respira con normalidad, no hay problema, podemos trasladar a madre e hijo a un centro hospitalario. En caso contrario, hay que estimularlo; para ello, se sujeta por los pies y se le dan unos golpecitos suaves en las nalgas.
- ✓ Conviene guardar la placenta en una bolsa de plástico para que los profesionales sanitarios puedan valorar si está completa o si tiene alguna alteración. La retención de un fragmento quizá podría ser la causa de una hemorragia posterior de la madre. Aun así, si el hospital está cerca, es preferible no extraerla hasta llegar allí.
- ✓ Una vez expulsada la placenta, la propia mujer u otra persona deben realizar un ligero masaje en la parte baja del abdomen para que el útero se contraiga y deje de sangrar. Dar de mamar al bebé también estimula la contracción uterina, aunque la madre todavía no tenga leche.
- ✓ Mantenerla con los pies algo elevados y las piernas juntas y cruzadas también ayudará a restablecer el equilibrio interno y a evitar hemorragias.

Qué no debemos hacer

- Tirar del bebé cuando ha salido la cabeza.
- Hacer presión sobre el abdomen de la madre, ni durante el parto ni durante la expulsión de la placenta.
- Colocar al bebé en el pecho de la madre o en la parte baja de su abdomen si aún no se ha cortado el cordón umbilical. Debe colocarse en el centro del abdomen. Si el niño está situado demasiado abajo podría pasar sangre de la madre hacia él a través del cordón y provocarle ictericia, una vez que esa sangre sea degradada y metabolizada por la criatura. Si el flujo de sangre es a la inversa (del bebé a la madre), porque el pequeño está demasiado arriba, podría provocarle una anemia al bebé.

PÉRDIDA DE CONCIENCIA

Las causas de la pérdida del conocimiento son múltiples y variadas, algunas no ponen en peligro la vida de la persona, que se recupera en pocos minutos; en cambio, otras son muy graves y requieren asistencia inmediata. De forma general, las causas de la pérdida de la conciencia van desde una lipotimia leve, con recuperación en unos pocos minutos, hasta el coma de larga duración. Esto no significa que una pérdida de conciencia de pocos segundos no pueda deberse a un trastorno cardíaco (arritmia o síncope) o cerebral importante, sobre todo en personas de edad avanzada.

Qué debemos hacer

- Ante todo, hay que explorar los signos vitales (pulso, respiración), para saber si se trata de un caso grave, o no.
- Analizar las circunstancias en las que se ha presentado: exceso de calor, persona diabética, accidente, dolor en el pecho, etc. para averiguar la causa.
- Colocar en un lugar seguro y tranquilo a la persona afectada (a no ser que se sospeche de lesión medular por un fuerte impacto).
- Avisar a los servicios de emergencia.
- Si no respira, deben iniciarse las maniobras de reanimación (CPR) de inmediato (ver página 142).
- Si existe pulso y el enfermo respira sin dificultad, puede tratarse de una lipotimia y deben adoptarse medidas de protección hasta que lleguen los servicios médicos. Estas pretenden evitar que el enfermo empeore y sufra trastornos debidos al hecho de encontrarse inconsciente: puede vomitar y aspirar el vómito, la lengua puede desplazarse hacia la garganta e impedir la respiración, etc.:

✓ Aflojarle la ropa para que pueda respirar bien.

✓ Ponerlo en una posición cómoda, tumbado con las piernas un poco elevadas y la cabeza baja (sin nada debajo).

✓ Mojarle un poco la frente y la cara con un paño húmedo.

- Si el enfermo no responde a los estímulos (pellizco leve, voces…) y la pérdida de conciencia se prolonga durante mucho tiempo, puede tratarse de un caso grave de coma. En ese caso:

✓ Aflojarle la ropa para que pueda respirar bien.

✓ Colocarlo en la posición lateral de seguridad, con un brazo bajo la cabeza y una rodilla doblada, siempre que no se trate de un accidentado, en cuyo caso, no hay que moverlo.

✓ Evitar que pierda calor tapándolo con una manta o lo que se tenga a mano.

✓ Controlar periódicamente las constantes vitales.

- Aunque la persona se recupere espontáneamente en pocos minutos, es necesario que se someta a un examen médico para averiguar la causa de la pérdida de conciencia.
- Si hay algún familiar o amigo del enfermo cerca, conviene preguntarle por las enfermedades que padece, para poder informar rápidamente a los servicios médicos cuando lleguen. Si el médico sabe que el paciente es diabético, utilizará una tira reactiva allí mismo y podrá instaurar el tratamiento adecuado mucho antes.

Qué no debemos hacer

- Dejarlo solo, a no ser que esto sea imprescindible para pedir ayuda.
- Moverlo, en la medida de lo posible, si se sospecha que hay lesión medular.

PICADURA

Las consecuencias de la picadura de un insecto o de un arácnido dependen mucho de cada persona: algunos ni siquiera presentan una roncha, mientras que otros sufren una reacción muy intensa, que puede convertirse en una reacción alérgica grave.

Qué debemos hacer

- Limpiar la zona con agua y jabón, y después desinfectarla con povidona yodada u otro antiséptico, como se hace con cualquier herida (si después la verá un médico, es mejor no teñirla y usar otro desinfectante, como agua oxigenada).
- Aplicar compresas frías o hielo para reducir la inflamación.
- Si el aguijón del animal está en la piel, hay que quitarlo, procurando que no se rompa. Es preferible que lo haga el personal médico.
- En caso de picaduras múltiples con signos de gravedad o de reacción alérgica, hay que llevar al afectado cuanto antes al servicio de urgencias más cercano.
- En caso de picadura de escorpión, sobre todo si se trata de un niño menor de diez años, debe verlo un médico sin pérdida de tiempo, porque la reacción podría ser muy grave.
- Si la picadura se encuentra en la cabeza, la cara o el cuello hay que actuar con más cautela y, ante cualquier posible reacción extraña, acudir con urgencia al médico.
- Si se localiza en el interior de la boca y hay riesgo de que dificulte la respiración, hacer que la persona afectada chupe hielo. Conviene llevarlo a un centro médico para que valoren su estado.

Si se trata de una garrapata

Las garrapatas se quedan adheridas en la piel de la zona de la picadura y permanecen así durante mucho tiempo. Para eliminarla sin que se quede ningún elemento en el interior de la piel, lo ideal es cubrirla con un producto graso impermeable al agua, como aceite, vaselina u otra grasa. De este modo, no podrá llegar aire a su aparato respiratorio y se desprenderá espontáneamente en poco rato. Se puede tirar suavemente de ella con unas pinzas o con los dedos protegidos con guantes, si no se desprende sola.

Si se trata de una picadura de medusa

Conviene lavar la herida durante un buen rato con agua de mar o suero salino (nunca con agua dulce). También es eficaz mojar la zona con vinagre o jugo de limón y dejar que actúe durante unos minutos. Aplicar compresas frías o hielo envuelto en una toalla puede aliviar el dolor. Si los síntomas se agravan o no mejoran, conviene acudir de inmediato a un centro sanitario.

Qué no debemos hacer

- Rascarse, porque empeora el escozor y, además, puede producir otras heridas.
- Mover la zona donde ha picado un escorpión.
- Aplicar remedios caseros como barro, pasta de dientes o similares.

POLITRAUMATISMO
(ACCIDENTE DE TRÁFICO, ATROPELLO...)

Las lesiones que sufre un accidentado pueden ser muy evidentes (heridas y hemorragia, ausencia de respiración, *shock* con pulso débil y rápido, sudoración, debilidad extrema, angustia, hipotensión, palidez, respiración rápida y superficial y mucha sed), pero conviene mantenerse siempre atento porque, en ocasiones, la persona está aparentemente bien y puede moverse y, sin embargo, existe una lesión interna. También precisa atención médica urgente si:

- Comienza a convulsionar.
- Le sangra el oído.
- Tiene paralizada alguna zona del cuerpo.
- Tiene las pupilas dilatadas o de distinto tamaño.

Qué debemos hacer

- Aparcar nuestro vehículo en el arcén (y apagar el motor), pero no demasiado cerca del vehículo accidentado (se recomienda a unos 50 metros) para que, cuando lleguen, los servicios de emergencias puedan situarse lo más cerca posible del mismo.
- En primer lugar, colocarse el chaleco reflectante.
- Luego, señalizar (con los triángulos reglamentarios) la zona, para que los vehículos que se aproximen no empeoren la situación, pero sin arriesgar nuestra vida ni la de terceros.
- Conviene evaluar otros peligros potenciales para apartar a los accidentados de ellos (si hay posibilidad de incendio del vehículo por pérdida de combustible, etc.). Hay que parar el motor del vehículo o de los vehículos

accidentados, si están en marcha, y encender las luces de emergencia (aunque sea de día).

- Pedir a la gente que esté cerca que no fume.
- Analizar rápidamente la situación de los heridos para informar de la mejor manera posible a los servicios de emergencias: ¿está inconsciente?, ¿respira?, ¿sangra mucho?, ¿tiene convulsiones? (Si el afectado está inconsciente y no respira de forma espontánea, se trata de un paro cardiorrespiratorio y convendría iniciar las maniobras de reanimación cardiopulmonar o CPR).
- Llamar lo antes posible a los servicios de emergencias y darles la localización correcta del lugar del accidente, así como una idea general del número de heridos y de su gravedad.

Qué debemos hacer si el accidentado está consciente

- Valorar otros posibles daños (una hemorragia grave, por ejemplo) que puedan poner en riesgo su vida.
- En el caso de que sangre mucho, hay que intentar controlar la hemorragia (ver página 99).
- Si parece no existir ningún riesgo importante, no moverlo ni tocarlo.
- Tranquilizarlo, a la espera de que lleguen los servicios médicos. Hablarle de forma lenta, suave y con frases cortas que pueda entender bien.

Qué debemos hacer si el accidentado está inconsciente

- Abrirle la boca (la vía aérea) para facilitarle la respiración y tirarle la frente hacia atrás.
- Si es imprescindible moverlo (por existir un riesgo mayor, como el de incendio), hay que actuar siempre como

si hubiera lesión medular: no estirar nunca de los brazos ni de las piernas; mover todo el cuerpo como si se tratara de un bloque, sin perder la alineación del cuello, de la espalda y de los miembros inferiores; se necesitan al menos 3 personas (2 en el lado izquierdo y 1 en el derecho), una sujeta la cabeza; otra, el tronco; y otra, las piernas, actuando todas a la vez y procurando que el cuerpo esté recto en todo momento.

- Si no respira, iniciar rápidamente las maniobras de reanimación cardiorrespiratoria (ver página 142).

Qué no debemos hacer

- Normalmente es preferible no mover a los heridos ni actuar si no se tienen nociones de primeros auxilios y no se sabe qué hacer.
- Sacar al accidentado del vehículo si no hay peligro de incendio; es preferible esperar la llegada de los servicios de emergencias.
- Obligarle a andar, sea cual sea su situación, a no ser que sea totalmente necesario para evitar un peligro mayor.
- Darle algo de beber o de comer, o medicamentos, y mucho menos alcohol (incluso por los problemas legales que pudiera tener la persona herida).
- Quitar el casco a un motorista accidentado.

CÓMO SABER SI HAY LESIÓN MEDULAR

En el caso de que se haya producido daño en la estructura medular y no haya más remedio que mover al accidentado, hay que hacerlo tal y como se ha explicado en la página 160 (como si todo su cuerpo, incluidas las extremidades, fueran un único bloque rígido). Los siguientes signos podrían ser indicio de que esa lesión medular existe:

- La persona accidentada está en una postura forzada, «antinatural».
- No percibe nada cuando se le pellizca en el tronco o en las extremidades (no hay sensibilidad).
- Se queja de un fuerte dolor, como un calor «eléctrico», en alguna parte de la espalda.
- No puede mover las piernas (a veces tampoco los brazos) o tiene debilidad extrema en ellas.
- Se ha hecho encima sus necesidades (por falta de control de los esfínteres).
- El cuello o la cabeza (probablemente también el área vertebral superior) presenta deformidades.

¡RECUERDA!

Si la persona está inconsciente y no respira, se deben iniciar las maniobras de reanimación cardiopulmonar (CPR).

QUEMADURAS

Véase también «Electrocución o quemadura por electricidad»

Las quemaduras son lesiones producidas por la exposición a una fuente de calor muy intenso aplicado directamente sobre la piel, que produce una destrucción de tejido cutáneo más o menos importante. La deshidratación y la infección son dos de las consecuencias inmediatas de ese tipo de heridas, además del fallo multiorgánico que puede producirse si la extensión o profundidad de las quemaduras es grande.

Qué debemos hacer

- Apartar al quemado de la fuente de calor, siempre y cuando no haya peligro para quien lo asista.
- Si está envuelto en llamas, evitar que corra. Echarle una manta y hacerlo rodar por el suelo.
- Si existen dudas sobre qué hacer, no hay que perder tiempo: acudir rápidamente a un centro hospitalario.

En caso de quemadura leve

- Refrescar la zona afectada aplicando un chorro de agua durante unos 20 minutos como mínimo (tapando el resto del cuerpo para que el paciente no pierda calor ni sufra hipotermia).
- Limpiarla bien y desinfectarla con povidona yodada.
- Eliminar las prendas y complementos (si no están adheridos a la piel) que puedan apretar la zona afectada.
- Si, a pesar de ser poco grave, es extensa, hay que darle de beber abundantes líquidos, preferentemente isotónicos, excepto si sufre alteración del nivel de conciencia.

- Quitarle la ropa, excepto si está muy adherida al cuerpo o las quemaduras son muy extensas; y aplicar gasas o paños limpios humedecidos, vendando la zona pero sin comprimirla.

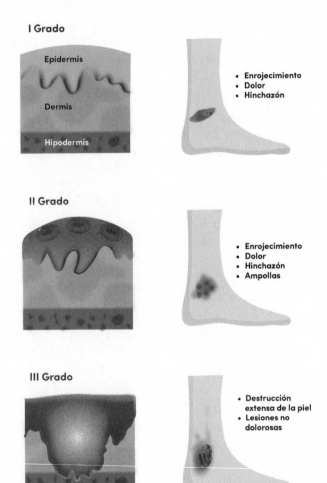

I Grado

Epidermis

Dermis

Hipodermis

- Enrojecimiento
- Dolor
- Hinchazón

II Grado

- Enrojecimiento
- Dolor
- Hinchazón
- Ampollas

III Grado

- Destrucción extensa de la piel
- Lesiones no dolorosas

CÓMO VALORAR LA GRAVEDAD DE UNA QUEMADURA

Los datos que sirven para valorar la gravedad de una quemadura son 3:

- Su extensión. Una quemadura que afecta al 10% del cuerpo de un niño y al 15% de un adulto se considera importante; si afecta entre el 30% y el 50% es muy grave, y si supera el 50% se considera potencialmente mortal.
- Su localización. Si afecta a la cara, los genitales y los pliegues de la piel (axilas o ingles) también puede considerarse grave.
- Su profundidad. Según este valor, las quemaduras se clasifican en grados. Son los siguientes:

Síntomas	Grado	Posibles consecuencias
Solo afecta a la capa superficial de la piel o epidermis. Aparece enrojecimiento de la zona (eritema) y dolor intenso.	Primer grado	• La piel se regenera bien (no quedan cicatrices). • No hay consecuencias graves.
Afecta a la epidermis, pero también a parte de otra capa más profunda, la dermis. Pueden aparecer ampollas (flictenas). Si afecta a toda la dermis, la piel se vuelve de color blanquecino y con aspecto de costra.	Segundo grado	• Las ampollas suelen sanar espontáneamente en unas semanas. • La capacidad de regeneración cutánea es «imperfecta» y pueden quedar secuelas importantes.
Afecta a todas las capas de la piel y a otras estructuras que hay por debajo, como tejido graso, músculos, tendones, hueso, etc. Se forman costras de color oscuro que reciben el nombre de escaras.	Tercer grado	• Estas lesiones no provocan dolor, porque se han destruido los nervios que llevan esta sensación al cerebro. Requieren tratamiento quirúrgico, pues no hay capacidad de regeneración cutánea.

Si se ha quemado gravemente

- Si la zona afectada es una mano o un pie, hay que colocar gasas húmedas entre los dedos para evitar que se peguen durante el traslado al hospital. El miembro quemado debe mantenerse elevado y a la persona hay que mantenerla en posición lateral (ver página 41), para que no se ahogue si vomita.
- En el caso de que se haya quemado la cara, colocarla en posición semisentada, para que respire mejor, y esperar a los servicios médicos.

QUÉ DEBEMOS HACER SI LAS QUEMADURAS NO SE HAN PRODUCIDO POR FUEGO	
Por productos químicos líquidos	• Quitarle toda la ropa al afectado y lavarlo lo antes posible con agua abundante y a presión (darle una ducha de unos 20 minutos, por ejemplo), para intentar eliminar la mayor cantidad posible del producto. • Después, cubrir las lesiones con gasas esterilizadas y trasladarlo a un centro hospitalario.
Por productos químicos en polvo (cal viva)	• Eliminar muy bien el producto en polvo. • Lavarlo con agua, siempre y cuando se disponga de agua muy abundante, como una ducha.

Qué no debemos hacer

- Echar agua sobre una persona que se está quemando con un líquido inflamable (gasolina, alcohol, etc.) porque las llamas se reactivarían. Hay que apagar el fuego cubriendo a la persona con ropa que no sea de material sintético.

- Aplicar agua en un primer momento si se trata de un producto químico en polvo, especialmente cal viva, ya que se forman líquidos que son muy corrosivos. Primero, hay que eliminar el polvo de la piel.
- Quitarle la ropa si está muy adherida al cuerpo.
- Tocar las zonas quemadas porque, en esa zona, el cuerpo ha perdido la capacidad de luchar contra la infección y el riesgo es elevado.
- Darle algo de beber o de comer, si las lesiones son importantes.
- Aplicar pomadas, si las lesiones deben ser examinadas por el médico.
- Pinchar las ampollas, porque constituyen una buena protección contra la infección.
- Vendar juntas dos zonas quemadas (por ejemplo, dos dedos) porque, al cicatrizar la piel, quedarán pegados.

REACCIÓN ALÉRGICA GRAVE Y ANAFILAXIA

La reacción alérgica grave se produce en personas que, estando sensibilizadas a una sustancia —denominada alérgeno—, vuelven a exponerse a ella. La forma más grave, que pone en peligro la vida del enfermo si no recibe ayuda especializada rápidamente, es la anafilaxia (o *shock* anafiláctico). Cuando ocurre, la reacción alérgica es tan intensa que, en cuestión de minutos, afecta a los sistemas básicos de funcionamiento del cuerpo y se produce un colapso, muchas veces mortal. Algunas veces (como puede ocurrir con los mariscos), esa reacción no ocurre estando en reposo, pero sí tiene lugar si, tras comer el alimento (en caso de alérgeno alimentario), se realiza una actividad física intensa.

REACCIONES ALÉRGICAS		
Tipos de alérgenos	Pueden ocasionar	Síntomas de alerta
• Por vía respiratoria: polvo, ácaros, pelo o epitelio de animales, polen, etc. • Por vía digestiva: alimentos, medicamentos, etc. • Por vía cutánea: plantas, productos químicos, picaduras de insectos, etc.	• Asma • Conjuntivitis • Dermatitis • Rinitis • Trastornos digestivos • Urticaria • Anafilaxia	• Dificultad para respirar e imposibilidad de tragar • Hinchazón en la cara o en las extremidades • Erupción cutánea • Calambres abdominales o musculares • *Shock* anafiláctico: sensación súbita de mareo, malestar creciente, sudoración intensa, inquietud, dificultad respiratoria, opresión en el pecho, colapso, pérdida de conciencia, convulsiones y muerte

Qué debemos hacer

- Si se sospecha de anafilaxia (*shock* anafiláctico), hay que trasladar a la persona urgentemente a un centro médico para que le pongan una inyección de epinefrina (adrenalina).
- Si la persona ya estaba identificada como alérgica, seguramente lleve un identificador que lo avise (una pulsera o cadena, por ejemplo). Hay que buscarlo, si se sospecha que la reacción es de este tipo, y buscar también entre sus pertenencias un autoinyector con adrenalina (EpiPen) (las personas alérgicas suelen llevarlo siempre consigo).
- Aplicar el autoinyector (EpiPen) en la parte alta del muslo, si hiciera falta.
- Si se prevé que el enfermo puede esperar la llegada de la ambulancia porque no tiene una reacción grave, llamar a los servicios de emergencias y, mientras llegan, colocarlo en posición lateral de seguridad (o semisentado, si se encuentra más a gusto).
- Tranquilizarlo, para que la angustia no empeore los problemas respiratorios.
- Es preferible que no se mueva. Debemos aflojarle la ropa y los objetos que puedan apretarle, y abrigarlo.
- En el caso de que no respire, hay que comenzar la reanimación cardiopulmonar (CPR).

Qué no debemos hacer

- Dar de comer o de beber a una persona con una reacción alérgica grave.
- Inyectar toda la dosis de adrenalina (solo la mitad) si la persona sigue un tratamiento con bloqueadores beta para controlar la presión arterial o toma antidepresivos tricíclicos (preguntarle antes de inyectar el medicamento).

TORCEDURA O ESGUINCE
Véase también «Fractura», «Luxación»

Este tipo de trastorno se trata de una lesión de las estructuras de soporte de una articulación, debida a una caída o a una mala posición del miembro afectado.

La más frecuente de estas lesiones es la torcedura de tobillo, que da lugar a un estiramiento (esguince) de los ligamentos de esa articulación.

Los síntomas que aparecen con las torceduras o los esguinces son dolor intenso, inflamación de la zona (con dificultad más o menos importante para caminar) y, a veces, la aparición de un hematoma o cardenal en la zona.

Qué debemos hacer

- Pedirle a la persona afectada que procure no apoyar el pie lesionado y ayudarla a situarse en la posición que le resulte más cómoda posible.
- Para aliviar el dolor y la inflamación deberá aplicarse hielo en el pie, siempre envuelto en una tela o un paño.
- Vendar el tobillo (con vendaje normal o venda elástica y siempre de abajo hacia arriba) sin apretar demasiado. Además de inmovilizarlo, el objetivo de esta manipulación es ejercer cierta compresión y evitar que se hinche la zona todavía más, reducir el dolor y la inflamación. Por eso, el vendaje no debe dejarse durante un tiempo prolongado, ni estar demasiado apretado. También puede aplicarse hielo sobre la zona.
- Trasladar al afectado al hospital.

Qué no debemos hacer

- Mover la extremidad.

CÓMO RECONOCERLA Y DISTINGUIRLA DE LA FRACTURA Y LA LUXACIÓN		
Síntomas	Tipo de lesión	Qué debemos hacer
• El dolor aumenta cuando se palpa la zona. • Hay inflamación y la zona se pone morada. • Deformidad e imposibilidad de mover el miembro afectado.	Fractura	• Evitar moverlo. • Inmovilizar. • Trasladar a la persona afectada a un centro de urgencias.
• Dolor, inflamación y coloración morada de la zona afectada. • Deformidad e imposibilidad de mover el miembro.	Luxación	• Evitar moverlo. • Inmovilizar. • Trasladar a la persona afectada a un centro de urgencias.
• Dolor e inflamación.	Esguince	• Aplicar frío (hielo envuelto en una toalla o compresas frías). • Inmovilizar. • Trasladar a la persona afectada a un centro de urgencias.

TRAUMATISMO OCULAR (DAÑO EN EL OJO)
Véase también «Cuerpo extraño en el ojo»

Los ojos son órganos muy sensibles que pueden sufrir diferentes tipos de agresiones: cuerpos extraños, quemaduras, salpicaduras por productos químicos tóxicos, heridas, golpes, etc.

Cómo identificarlo

- Hay dolor, lagrimeo, imposibilidad o dificultad de abrir el ojo o enrojecimiento e inflamación del párpado.
- Las salpicaduras de productos químicos en el ojo (cloro u otro producto tóxico empleado en la limpieza o en la industria) también producen dolor, enrojecimiento y lagrimeo, con imposibilidad de abrir el ojo; y pueden provocar lesiones graves y permanentes si no se actúa de inmediato.
- Dificultad para ver (visión borrosa), aparición de manchas o zonas negras en el campo visual en el caso de que se haya producido un golpe (con un puño, una pelota o cualquier otro objeto). También puede producirse un hematoma en los párpados, que suele ser muy pronunciado debido a la gran laxitud de los tejidos de la zona.

Qué debemos hacer

- Lavar bien el ojo con agua o suero fisiológico y, después, llevar al herido al médico para que lo examine bien.
- Si la herida es grave, con salida de material del interior del ojo, se cubre con unas gasas esterilizadas húmedas y se lleva rápidamente al servicio de urgencias.

- En caso de salpicadura con producto químico:

  - ✓ No hidrocarburo: lavar bien con abundante agua o suero fisiológico durante más de 15 minutos.
  - ✓ Hidrocarburo (derivados del petróleo, como la gasolina): primero hay que extraerlo por completo con una gasa o un paño limpio. A continuación, se tapa el ojo con unas gasas húmedas y se acompaña al accidentado al hospital.

- Si una vez tapado se sienten muchas molestias en el ojo lesionado, también conviene cubrir el otro ojo, porque los movimientos del órgano sano provocan los del enfermo (los movimientos de ambos ojos están coordinados) y eso aumenta el malestar.

Qué no debemos hacer

- Verter gotas de ojos u otro líquido que no sea agua o suero fisiológico.
- Ejercer presión sobre los párpados, si se ha producido una herida perforante o el globo ocular ha resultado gravemente dañado.
- Permitir que la persona haga esfuerzos (mejor que no tosa ni estornude fuerte).
- Verter agua en el ojo si le ha caído gasolina o cualquier otro derivado del petróleo. Primero, hay que eliminar el producto con una gasa limpia.

VÓMITOS

En muchas ocasiones, los vómitos son el sistema de defensa que utiliza el organismo para eliminar algún contenido que le provoca una alteración digestiva (gastroenteritis); pero también pueden ocurrir por problemas en el oído, por un cólico o por hipertiroidismo. Y, en otras ocasiones, es la señal que indica un trastorno grave que afecta a todo el organismo.

Cuándo acudir de inmediato al médico

- Si hay vómitos de sangre roja o en poso de café (si la sangre ya se ha digerido en el estómago).
- Si hay vómitos sin náuseas, en chorro, con dolor de cabeza.
- En caso de vómitos «en proyectil» (súbitos e intensos) que no remiten con nada y se acompañan de dolor abdominal.

Qué debemos hacer

- Si el vómito y, cómo se produce, tiene una apariencia «normal» (y se sospecha de una gastroenteritis u otra causa leve), pueden darse al enfermo tisanas de manzanilla con anís varias veces a lo largo del día.
- Si el vómito es de sangre (parece «café molido») o se acompaña de signos de apendicitis (dolor que se inicia en la parte alta del abdomen y en unas horas pasa a la parte inferior derecha, febrícula y ausencia de evacuación de vientre), hay que acudir de inmediato al servicio de urgencias.
- También se precisa atención urgente si el enfermo está muy pálido, con la piel fría, mareado y muy débil, y su frecuencia cardíaca es elevada pero la presión arterial

es baja. Podría tratarse de una hemorragia digestiva grave o de cualquier situación que pudiera originar un *shock* en poco tiempo.

- Si se trata de un bebé con vómitos persistentes (pero no en chorro ni acompañados de fiebre alta), conviene darle líquidos azucarados en poca cantidad y a menudo, ya que pueden deberse a la producción de cuerpos cetónicos. Si se sospecha que puede ser algo más grave, la visita a urgencias es la mejor opción.

- Si el vómito sale con fuerza (en forma de chorro a distancia), el niño tiene fiebre alta y rigidez en la nuca, avisar con urgencia a los servicios médicos, ya que puede tratarse de una meningitis. Llevarlo al centro hospitalario, en el caso de que esté cerca, pero procurando no exponerlo a cambios bruscos de temperatura.

Qué no debemos hacer

- Dar algo de comer o de beber, en caso de vómito de sangre, de sospecha de apendicitis o de trastorno grave, a pesar de que tenga mucha sed (en todo caso, se le pueden ir mojando los labios con una gasa humedecida).
- Insistir en que coma si no tiene apetito.
- Administrar algún medicamento si no lo receta el médico, para no enmascarar los síntomas en posibles casos graves.
- Dar un antiemético (para combatir la emesis o vómito) sin consultar antes con el médico y menos aún si se trata de un niño.

3

CONSEJOS ÚTILES

APOYO PSICOLÓGICO AL AFECTADO

La manera de tratar a una persona que padece de un trastorno más o menos repentino es importante para aportarle bienestar. Hay que tener en cuenta que, la inmensa mayoría de las veces, no será capaz de salir de la situación por sí misma. Y no solo por las heridas que haya podido sufrir sino también por el *shock* emocional que supone una situación de ese tipo.

Los psicólogos son los más indicados para enfrentarse a este tipo de situaciones, pero no siempre se dispone de su habilidad en esos momentos precisos. Por eso, la persona que asiste, y aunque sea profano en el ámbito de la psicología, debe tener en cuenta una serie de elementos lógicos y sencillos en estos casos:

- Intentar tranquilizar al afectado mientras se realizan las actuaciones pertinentes.
- Mostrarse confiado y tranquilo para poder infundir seguridad.
- Propiciar el contacto físico con la persona herida. Ponerle una mano en el hombro o cogerle la mano hará que perciba que va a recibir ayuda inmediata y que la

situación no va a tener consecuencias fatales (que esa persona esté tranquila ayuda mucho a su estabilidad física y es un factor determinante para que quien le preste ayuda no se vea superado por la situación).

- Tener en cuenta el sufrimiento del afectado y no dejarlo solo; hablarle continuamente, si se encuentra consciente, mientras se espera a que lleguen los servicios médicos.
- En cuanto sea posible, preguntarle por alguien de su familia o por algún amigo a quien se pueda llamar.
- Preservar la intimidad del enfermo o accidentado, evitando que se acerquen los curiosos.
- Si se trata de un extranjero cuyo idioma se desconoce, utilizar las formas no verbales de comunicación; sonrisa, gestos, tono de voz tranquilo, etc.

Los niños enfermos o lesionados son un caso especial, puesto que sus características también son diferentes de las de los adultos. Un niño tiene poca experiencia en muchas situaciones, entre ellas, las enfermedades y los accidentes; por lo tanto, tiene miedo y, con toda probabilidad, desconfía de las personas que no forman parte de su familia o amigos.

En este caso, es muy importante ganarse su confianza hablando con él de forma muy sosegada y explicándole lo que se le va a hacer antes de iniciar cualquier tipo de acción. Por otra parte, los padres también deben mantenerse tranquilos y permanecer siempre al lado del niño.

FACTORES QUE ENTORPECEN LA AYUDA EN MOMENTOS CRÍTICOS

- **El miedo.** La persona que ha sufrido el accidente seguramente esté en estado de *shock*, pero quien le asiste ha de permanecer tranquilo. Es cierto que, en ocasiones, el suceso es tan grave que uno puede quedarse paralizado; pero también lo es que nuestra ayuda es absolutamente necesaria.
- **Las prisas.** Aunque el momento requiera una actuación rápida, nuestra mente tiene que ser capaz de elaborar en unos cuantos segundos un plan de intervención. Solo de ese modo podremos ser realmente de ayuda. Acordarse del acrónimo PAS (Proteger-Avisar-Socorrer) es fundamental, por ejemplo, para hacer bien las cosas y que no se genere una nueva situación de riesgo.
- **No ser consciente de las propias limitaciones.** Querer hacer demasiado, incluso aquello de lo que no se tiene ni siquiera una ligera idea, puede llevar a que nuestra actuación como «auxiliadores» empeore la situación de la persona herida, en lugar de mejorarla; o puede, incluso, hacer más difícil la labor posterior de los servicios de emergencias. Hay que hacer «lo que se pueda» y no más, mientras llega la asistencia profesional.

CÓMO AUMENTAR LA SEGURIDAD GENERAL DEL HOGAR

- **Para reducir el riesgo de caídas**

  ✓ Evitar los suelos resbaladizos, el uso de cera para abrillantar el suelo y las alfombras situadas en lugares de paso, en especial si hay personas mayores en casa.

✓ Las alfombras deben fijarse al suelo para que no se muevan ni se levanten por las puntas.

✓ No dejar cables eléctricos en zonas de paso, o enchufes no protegidos si hay niños pequeños en casa.

- **Para reducir el riesgo de incendio (o sus consecuencias)**

  ✓ Conviene revisar periódicamente el sistema eléctrico y los aparatos eléctricos para identificar posibles problemas y solucionarlos de la mejor manera posible.

  ✓ Tener un extintor en casa, reglamentario y con la fecha de caducidad en vigencia.

  ✓ No echar agua cuando algún utensilio se prende en la cocina. Es más efectivo echar un gran paño seco para eliminar el aire y, por tanto, el fuego.

- **Para reducir el riesgo de intoxicaciones**

  ✓ Guardar los productos tóxicos convenientemente etiquetados en un lugar destinado solo a ellos, lejos de productos alimenticios y del alcance de los niños.

MENOS ACCIDENTES EN EL CUARTO DE BAÑO

- La colocación de agarradores en la bañera o la ducha es muy útil, especialmente si hay personas mayores en la casa.
- El mayor peligro del cuarto de baño son las superficies resbaladizas, cuya seguridad puede mejorarse añadiendo elementos de agarre adecuados, o cambiándolos por materiales que no resbalen.
- Cambiar la bañera por una ducha o añadir, si se dispone de espacio, una ducha de acceso fácil puede ser muy conveniente para las personas mayores.
- El uso de alfombrillas de baño adecuadas, que no resbalen, es muy conveniente.
- Los aparatos eléctricos deben estar lejos de la bañera, para evitar electrocuciones.

AUMENTAR LA SEGURIDAD EN LA COCINA

- Ante todo, conviene comprobar que se cumplen las normas vigentes referentes a los conductos y dispositivos de gas, electricidad y agua, así como de separación entre tomas de electricidad y puntos de agua.
- Comprobar que los sistemas de aireación y extracción de gases y humos son adecuados. Si se dispone de una cocina de gas, se puede mejorar la seguridad mediante un sistema de falla de flama, para evitar que siga saliendo el gas si, por cualquier motivo, se apaga el fuego.
- Si hay niños en la casa, es muy importante mantener los cuchillos y los elementos peligrosos fuera de su alcance.
- Los mangos de las ollas y sartenes deben colocarse siempre hacia dentro y que no sobresalgan de la cocina.
- Es preferible usar los dos fogones interiores.

ÍNDICE ANALÍTICO

Las páginas en **negrita** remiten a la explicación más detallada del concepto.